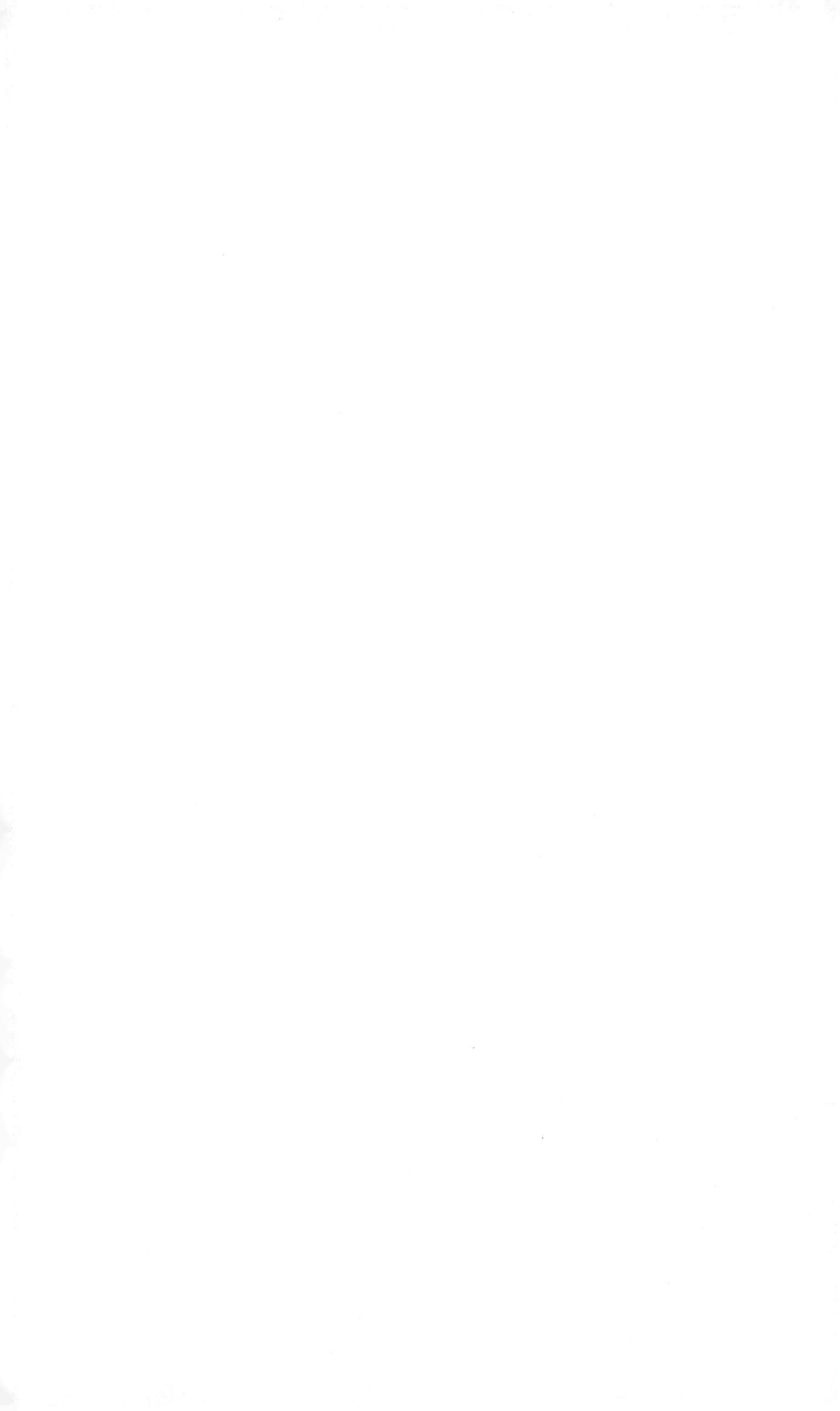

MINIMALISMO PARA EL AUTISMO

El enfoque que contribuye a disminuir la ansiedad en los trastornos del desarrollo

Salvador Alier y Raquel Torres

Minimalismo para el autismo

Primera edición: 2019

ISBN: 1719861021

Depósito legal: B-165-19

© 2019, Salvador Alier y Raquel Torres

© C#ewico

© Minimalismo para el autismo

Diseño portada: C#ewico

facebook.es/minimalismoparaelautismo

e-mail: minimalismoparaelautismo@gmail.com

Reservados todos los derechos.
Ninguna parte de esta publicación puede ser reproducida, almacenada o transmitida por ningún medio sin permiso.

Als nostres fills, Arnau i Pau.

"No puedes guiar el viento
pero puedes cambiar la dirección de tus velas."

Proverbio chino

Minimalismo,
menos objetos, ruidos y pensamientos,
más orden, más simplicidad, más paz interior.

Minimalismo para el Autismo

Para empezar 11

Capítulo 1. Ansiedad en el autismo 13

1. La ansiedad en el autismo 15

Capítulo 2. El minimalismo 21
2. Las virtudes del minimalismo 23
3. Y ¿Qué es el minimalismo? 25
4. Minimalismo en casa 27
5. Minimalismo en prendas de vestir y complementos ... 32
6. Minimalismo mental 34
7. Minimalismo para el autismo 37

Capítulo 3. La zona de confort 41
8. ¿Qué es la zona de confort? 43
9. La zona de confort en el autismo 48

Capítulo 4. Nuestro enfoque como padres 53
10. Las expectativas erróneas 55
11. Nuestro enfoque es parte de la solución 58
12. Error: Tratar de ejercer de terapeutas 61
13. Enfoque sobre la discapacidad de nuestro hijo ... 63
14. Enfocar a nuestro hijo en lo positivo 71
15. El control de nuestras vidas 74
16. Una breve pincelada sobre la Ley del Espejo 76

Capítulo 5. Minimalicemos sentimientos inútiles ... 81
17. Minimalicemos la culpabilidad y la preocupación ... 83
18. Como padres de un niño con autismo ¿Cómo actúa en nosotros la culpabilidad? ... 86
19. Como padres de un niño con autismo ¿Cómo actúa en nosotros la preocupación? ... 89
20. Minimalizar la preocupación ... 96
21. Romper con la Victimitis ... 97
22. Victimitis y minimalismo ... 103
23. Poner freno a los pensamientos limitantes ... 106

Capítulo 6. Los beneficios del pensamiento positivo ... 111
24. Inteligencia emocional: nuestro hijo ... 113
25. La calidad de nuestros pensamientos ... 117
26. Positivismo o enfocarse en lo positivo ... 120
27. El poder de la gratitud ... 125

Capítulo 7. Aprender a cuidarse para cuidar a los demás ... 127
28. Aprender a cuidarse ... 129
29. ¡Querámonos! ... 132
30. Cuidarnos a través de la alimentación ... 136
31. Cuidarnos a través de la actividad física ... 141
32. Cuidarnos a través de la gestión del estrés ... 143

Para empezar...

Este libro no pretende ser una receta mágica para tratar a nuestros hijos, pero sí un apoyo y una buena guía a seguir por toda la familia.

A pesar de existir una gran cantidad de información acerca de lo que es el autismo, todavía encontramos poca información acerca de la ansiedad que las personas con un trastorno del desarrollo llegan a padecer en determinados momentos de sus vidas y, de los posibles desencadenantes de la misma.

Intentando dar una respuesta a la necesidad de información, queremos compartir las estrategias que nos han sido de más utilidad para enfrentarnos de una forma positiva y constructiva a la ansiedad de nuestro hijo con autismo (y adolescente), con la finalidad de que el máximo de familias pueda beneficiarse también de estas estrategias y ver reducida la ansiedad en sus hijos.

CAPÍTULO 1
ANSIEDAD EN EL AUTISMO

1. La ansiedad en el autismo

Para entender cómo un enfoque minimalista puede ser de utilidad en la disminución de la aparición de la ansiedad o de su gravedad, sin tratar de hacer un análisis en profundidad, en primer lugar, debemos examinar cuáles son los principales detonantes de la ansiedad en personas con un trastorno del desarrollo.

La ansiedad es una de las mayores dificultades a las que se enfrentan las personas con un trastorno de espectro autista. Ésta aparece a lo largo de sus vidas bajo múltiples formas como estereotipias, fobias, conductas compulsivas o ritualizadas, o alteraciones de conducta, entre otras. Todas estas formas no se dan en todas las personas por igual, dándose con frecuencia los movimientos estereotipados como los balanceos, los aleteos, caminar de puntillas, dar giros sobre sí mismos, chuparse las manos insistentemente y colocar los objetos en fila, así como, conductas compulsivas como apagar y encender las luces cinco o más veces al entrar en casa, abrir y cerrar la puerta, etc.

De hecho, es tal la prevalencia de la ansiedad en el autismo, que se ha llegado a sugerir que la misma es un componente integral del mismo.

Aunque pueda parecer que las crisis de ansiedad se presenten sin razón aparente, sin seguir ningún patrón y que son imprevisibles, la realidad es que no lo son. Que no seamos capaces de encontrar el detonante no significa que no lo haya. Debemos pensar que el comportamiento disruptivo es el síntoma, no el problema. Lo más común es que existan una serie de detonantes que activen la ansiedad, y por lo general, conociéndolos podremos llegar a ser capaces de prevenirla y controlarla.

> "Los desencadenantes de la ansiedad son eventos, situaciones, objetos que aparecen antes de que se desate una crisis nerviosa y la subsiguiente cascada de comportamientos y emociones disruptivos que suelen acabar en tristeza y arrepentimiento."
>
> *La ansiedad en el autismo*. Isabel Paula.

En algún libro que hemos podido leer que los comportamientos estereotipados son parte del autismo. Desde nuestra experiencia creemos que es erróneo el enfoque que se da a las estereotipias, ya que es importante entender que éstas no han de darse necesariamente por el hecho de padecer autismo, y lo más probable es que las mismas sean debidas al estrés o ansiedad.

Es importante prestar atención a los posibles desencadenantes de la ansiedad para así entender cómo el minimalismo nos puede ser de gran utilidad en su reducción. Los desencadenantes de la misma en personas con un trastorno del desarrollo son variados y no existen dos personas con autismo con los mismos patrones, no obstante, podríamos afirmar que en la mayoría de supuestos (sin tratar de realizar una enumeración exhaustiva) pueden ser debidos a:

UNA SOBRECARGA SENSORIAL

Pensemos que la mayoría de personas con un trastorno de espectro autista ven, oyen, perciben y huelen mucho más que el resto de personas. Están capacitadas de una sensibilidad extrema. Suelen captar una excesiva información del entorno, información que para nosotros a menudo, pasa desapercibida.

Se saturan fácilmente cuando les hablamos con frases largas, se bloquean porque no entienden los simbolismos del lenguaje, captan con atención los ruidos de fondo, las imágenes, y así infinidad de detalles imperceptibles para el resto.

El mundo que les rodea, además de abrumarles por la imprevisibilidad que representa para ellos, les colapsa los sentidos.

Los entornos sencillos y ordenados les beneficia extraordinariamente.

POR LA FALTA DE CONTROL DE LA SITUACIÓN

Las personas con autismo suelen mostrar ansiedad cuando su ambiente se ve modificado, incluso por detalles que resultan insignificantes, por ese motivo y siempre que sea posible, las novedades han de ser introducidas de forma progresiva y anticipada.

Podemos encontrar síntomas de ansiedad relacionado con este detonante en las ecolalias (repetición de palabras o frases). De una parte, aparecen al tener una precaria comunicación, en un intento de relacionarse con la persona y entorno que tienen delante, pero lo más habitual es que aparezcan porque las personas con autismo tratan de mantener el control de la situación y, a menudo, formulan las mismas preguntas con la finalidad de predecir las respuestas. De hecho, repiten muchas acciones en busca de los mismos resultados, lo que les aporta la sensación de seguridad y equilibrio que necesitan.

POR NO ENTENDER LAS REGLAS SOCIALES

Cuando para nosotros las cosas y situaciones son evidentes, para ellos no lo son, un ejemplo muy clarificador de la dificultad que presentan, lo encontramos con las expresiones referidas al tiempo, un concepto muy abstracto para ellos, con frases como *"de aquí un rato"*, *"ya veremos, depende de cómo te portes"*, ...

> En relación al tiempo, una solución fácil, si nuestro hijo sabe contar, es que éste tenga su propio reloj digital y, si hemos de hacerle esperar uno o dos minutos, señalarle la hora y comentarle que, llegado el minuto "x", llegará la hora de...

Ante él, es preferible usar un vocabulario específico y concreto, expresiones cuantificables y apoyarse en apoyos visuales como los pictogramas.

Debemos ser extremadamente cautelosos con las conductas, acciones y frases delante de él y entender que no es coherente decirle *"no cruces el semáforo en rojo"* y al día siguiente, tener prisa y cruzarlo nosotros con él de la mano. Nuestro hijo no sabrá qué interpretar ante tal contradicción. Otro ejemplo podría ser aquel en el que, habiéndole advertido que no debe hablar mal a los demás, que no debe insultar o dejar que a él le insulten, un día circulando, un coche delante nuestro se salta un semáforo o un Stop que nos obliga a forzar una maniobra y nosotros, con nuestro hijo delante decimos alguna barbaridad en voz alta. Esto también resulta ser una incoherencia para él (y para el resto de nuestros hijos a los que estamos educando), no podemos decir una cosa, y nosotros dar el ejemplo contrario.

POR PADECER UNA EXTREMADA RIGIDEZ EN LAS LÓGICAS

Ellos suelen entender las reglas que mueven el mundo como normas sin términos medios, si es blanco, es blanco, si es negro, es negro, y ante situaciones parecidas no tiene cabida para ellos el gris. Por lo tanto, cuidemos nuestro lenguaje ya que los términos rotundos y frases contundentes suelen confundirles.

POR TENER CONSCIENCIA DE LAS PROPIAS LIMITACIONES Y DEL RECHAZO SOCIAL

A menudo y con mayor frecuencia en aquellos que muestran mayor madurez y un menor retraso mental, las personas con trastorno de espectro autista de alto rendimiento, muestran más temor a ser juzgadas por otras personas. El sentimiento de soledad se acentúa en aquellos que desean relacionarse y tener amigos pero fracasan en el intento.

EXPRESIÓN VERBAL LIMITADA O NULA

La comunicación es una de las mayores dificultades que caracterizan el autismo y que forma parte de la llamada "triada autista" (comunicación, intereses restringidos e interacción social). Puede ser que no lleguen a desarrollar el lenguaje, pero incluso aquellos que lo llegan a desarrollar, no tienen garantizada la comunicación, aún pudiendo tener un alto nivel de lenguaje y un amplio vocabulario, mostrar una gran dificultad comunicativa que les causa una gran frustración.

MALESTAR CORPORAL

En ocasiones nuestros hijos también enferman. Si bien parecen tener un umbral de dolor por encima de la media de la población (pueden padecer un fuerte dolor de muelas y no mostrar señal alguna) en ocasiones el malestar les incomoda por no entender las sensaciones que experimenta en su cuerpo. Al no poder comunicar adecuadamente su malestar, a menudo la ansiedad aparece o se ve incrementada.

Otras veces sucede que la ansiedad es la que provoca el malestar. Nuestro hijo por ejemplo, padece migrañas de tipo tensional a su vez, el malestar que provoca en él la migraña, empeora su ansiedad y causa comportamientos disruptivos al no entender ni saber comunicar su malestar.

EL EFECTO "*GLOBO*"

A menudo, nos parece que un mínimo detalle puede hacer "*estallar*" a nuestros hijos, pero no resulta ser siempre así. Entenderemos mejor sus crisis o alteraciones de conducta si comprendemos que el detonante de las conductas disruptivas no es exclusivamente la frustración anterior a la crisis, nuestros hijos van "*inflándose*" con las "*microfrustraciones*" y, al igual que un globo, si no liberan la tensión acumulada, acaban "*explotando*".

CAPÍTULO 2
EL MINIMALISMO

2. Las virtudes del Minimalismo, más allá de lo material

"¿Cómo va a entrar algo nuevo, si no vacías tu taza primero?"

"Aprenderás que si estás lleno de costumbres y opiniones, igual que una taza a rebosar, deberás vaciarla para poder recibir nuevas enseñanzas. Éste es el primer paso de todo aprendizaje."

El aprendiz de Yoga. Swami Danda

Nos han educado desde el nacimiento en la sociedad del consumo, de la satisfacción inmediata y en la cultura del ahora. Anuncios publicitarios, programas, documentales e incluso las noticias nos bombardean con un sinfín de productos que presumen, nos aportarán sentir más afortunados, más buenos, más simpáticos, en resumen, nos darán la felicidad anhelada, y no es poco cierto que durante unos instantes, minutos o incluso días, estos objetos nos aportan felicidad, pero al ser esta una felicidad artificial y superficial construida desde el exterior, no tarda en desvanecerse, y nosotros, volvemos nuevamente a tratar reponerla con nuevos objetos.

"No busquéis lo bueno en cosas externas, buscadlo en vosotros mismos."

Epicteto

Muchos de nosotros nos topamos con el minimalismo por saturación, por buscar la felicidad en objetos o en relaciones, y no encontrarla.

Hemos oído en diferentes espacios decir que el minimalismo es una moda, ¿y si se trata de una moda útil? Seamos inteligentes y ¡Utilicémosla!

Inmersos en el crecimiento personal desde hace ya unos años, teniendo a nuestras espaldas algunas docenas de libros y manuales leídos, algún taller, algún seminario, etc. no acabábamos de poder llegar a la claridad y paz mental que buscábamos, nos faltaba algo, o mejor aún, ahora lo entendemos, nos sobraban bastantes cosas.

Comprendimos que la base de una buena salud mental, es dedicar tiempo para estar con nosotros mismos y con aquellos que más queremos y sobre todo, valorar todo aquello que nos rodea.

La sencillez que ofrece el minimalismo nos ha ayudado a identificar y gestionar nuestras emociones, nos ha permitido poner más atención en nosotros, los padres y con ello nuestro hijo ha reducido sus niveles de ansiedad y superado alguna de las dificultades del autismo. No negamos que determinadas terapias han sido y le son necesarias, pero no cabe duda que esas mismas terapias con unos padres sin esperanza, angustiados y con una visión negativa de las circunstancias que los rodea, nuestro hijo no hubiera avanzado todo lo que ha llegado a hacerlo.

> Sé feliz con lo que tienes
> y no con lo que no tienes.

3. Y ¿Qué es el Minimalismo?

Joshua Fields y Ryan Nicodemus autores de TheMinimalists.com, definen el minimalismo como una herramienta para vivir una vida plena y con sentido. Consiste simplemente en eliminar lo innecesario de nuestras vidas para que podamos centrarnos en lo que es importante. Es eso que nos llevará más allá de las cosas para que podamos centrarnos en las cosas más importantes de la vida..., que en realidad no tienen nada que ver con las cosas.

Para nosotros, el minimalismo es una forma de vida en la que el bienestar y felicidad nace en nuestro interior. Por supuesto, existen elementos externos que nos proporcionan momentos de gran felicidad.

La felicidad es vivir con plenitud, es sentirse en paz con uno mismo, tener en orden las ideas, saber quiénes somos, qué es lo que queremos, querernos y sabernos perdonar, entre otras cosas. Una vez obtenemos este tipo de felicidad, el exterior puede aportar mayor felicidad pero no nos la va a restar si por el contrario nos falta algo.

Tendemos a acumular miles de objetos adquiridos mediante compras compulsivas, objetos que ni tan siquiera necesitamos, ni nos aportan felicidad. Compras tipo *"porque yo lo valgo"*. La publicidad nos crea una necesidad, y en el fondo, lo que nosotros pretendemos con la compra compulsiva, es llenar nuestro vacío interior.

Las virtudes del minimalismo

Podemos encontrar miles de ejemplos, compras compulsivas de prendas de vestir, de un coche, de un perfume, de una casa más grande, accesorios, artículos deportivos, etc.

Por ejemplo, aún teniendo un coche que funciona, creemos necesitar un coche más potente, nos compramos uno nuevo y nos endeudamos para poder pagarlo. El resultado final es que al cabo de poco tiempo, nos volvemos a sentir como antes y con una deuda más.

El minimalismo se basa en reducir objetos, enseres personales, utensilios e incluso actividades, en busca de lo que realmente es esencial. Buscar en cada objeto una utilidad, y buscar en cada lugar, un orden, y es a través de ese orden exterior, que llegamos a conseguir un mayor control mental y reducir nuestra ansiedad y la de nuestros hijos.

La filosofía del minimalismo va mucho más allá de las posesiones materiales, abarca todas las facetas de nuestra vida y con ello, contribuye a gestionar mejor el tiempo, que es el único recurso del que realmente ni disponemos, ni podemos reciclar.

Hoy la casa es más espaciosa y reina un orden muy fácil de restablecer.

4. Minimalismo en casa

Nuestro exterior es un reflejo de nuestro interior, ordena tu vida exterior y ordenarás tu vida interior.

El minimalismo no impone un número máximo de objetos o enseres personales, si bien, existen algunas corrientes en las que sí se llegan a establecer. Nosotros creemos en la libertad de cada persona para seleccionar lo que representa para ella el minimalismo.

En casa nunca habíamos sido excesivamente ordenados, pero con la llegada del diagnóstico de nuestro hijo, se impuso el orden, pues aprendimos que el orden era algo que él necesitaba, le aportaba seguridad y reducía su ansiedad.

Utilizábamos pictogramas en muchos de los objetos que él utilizaba y conocía, así como en diferentes áreas de la casa para explicar de una forma sencilla cómo se realizaban las diferentes tareas relacionadas con el aseo, la comida, el dormir, en relación a los saludos, a las despedidas, etc.

Todo ello creaba un exceso de información que le era tan perjudicial como el desorden.

> El exceso de información les es tan perjudicial como el desorden.

Aplicando un orden (recomendamos abordar lecturas orientativas, entre ellas podríamos mencionar el libro *La magia del orden*, de Marie Kondo), y aplicando el minimalismo (recomendamos la lectura del libro *Esencia minimalista: consigue una vida sencillamente plena*, de Lucía Terol), comenzamos a reducir ropa y enseres personales que no necesitábamos pero que llenaban nuestros cajones y armarios. Nos quedamos solamente con aquello imprescindible, aquello que realmente nos agradaba y que utilizábamos. Los cajones y armarios lucen desahogados, impera un orden nuevo y todo se localiza a la primera.

Nos pudimos dar cuenta de la inmensa cantidad de pequeños objetos que nos habían "invadido" y entrado en casa "sin permiso", objetos que de otra parte, jamás habíamos utilizado y que colmaban nuestros estantes, librerías, armarios, cajones, cocina, etc. unos, quizás fruto de compras compulsivas o de "*porque yo lo valgo*", otros por tratarse de regalos que nos habían hecho personas que apreciamos (objetos con cierto valor sentimental), otros entraron en un determinado momento y adquirieron sin permiso el "derecho" de quedarse en casa para siempre. Fuera como fuere, teníamos un sinfín de objetos a nuestro alrededor, sin utilidad alguna, sin que nos aporten algo, sin que nos agraden, ocupando un espacio y acumulando polvo.

ÁLBUMES ESCOLARES, LIBROS Y CUENTOS, DVDs

Con el tiempo, nuestros hijos habían acumulado veinte mil álbumes escolares almacenados en el fondo de cajones y en trasteros. Llegó un momento en casa en el que los álbumes se nos comían literalmente y lo más triste es que algunos de ellos ni siquiera los habíamos ojeado junto a nuestros hijos.

Es un tema polémico al tratarse de objetos con un gran valor sentimental, pero es mucho mejor, ojear, comentar, revisar estos álbumes junto a nuestros hijos y, si hay alguna cosa de ellos que se merece una especial atención, separarlo y ponerlo temporalmente en un lugar importante de la casa, como por ejemplo, la puerta del frigorífico. No descartemos tampoco el uso de las nuevas tecnologías, aquello que más nos agrade o le agrade a ellos, puede ser almacenado en formato digital. El resto del álbum deberíamos desecharlo. Realmente hemos de darnos cuenta que no querremos más a nuestro hijo por mantener almacenados en un trastero mil álbumes que no vamos a volver a ojear jamás. Y él, no se va a sentir más querido porque almacenemos sus álbumes, probablemente, ni siquiera sepa que los mantenemos.

> Hagamos un buen uso de la tecnología, nos puede ser útil para almacenar aquellos recuerdos que queremos conservar, sin ocupar un espacio físico.
>
> Por ejemplo, podemos almacenar fotografías de las mejores manualidades que han confeccionado nuestros hijos, de pinturas, estatuas, etc.

En lo referente a libros, una vez leídos, podemos venderlos o donarlos para que otras personas, disfruten también de su lectura.

De otra parte, los cuentos infantiles que les hemos contado mil veces a nuestros hijos y las películas que han visualizado otras veinte mil veces más, y que ahora se encuentran arrinconados en una estantería acumulando polvo porque ya se han cansado de ellos, han perdido su utilidad y podemos pues, prescindir de ellos. Además, las plataformas digitales de películas y series resultan útiles por poder tener acceso a un sinfín de films sin tener que tenerlos almacenados en casa físicamente.

OTROS OBJETOS CON VALOR SENTIMENTAL

Existe una categoría de objetos que, aunque no nos gusten y estén carentes de toda utilidad, el valor sentimental hacia los mismos hace muy difícil desapegarse de ellos. Se trata de aquellos objetos que identificamos con las personas que nos los han dado o regalado. Debemos entender que aquellas personas no quedan representadas en los objetos, no debemos confundir el aprecio que tenemos hacia las personas, con los objetos. Los objetos son objetos y si nos desprendemos de ellos no lo estaremos haciendo del recuerdo positivo que tenemos hacia la persona que nos lo regaló.

DOCUMENTACIÓN IMPORTANTE

Todos tenemos en casa facturas, contratos, escrituras, informes médicos, etc. importantes, de los que no podemos desprendernos.

Si bien ocupan un lugar, y eso no vamos a poder evitarlo, resulta de utilidad para gestionar mejor nuestro tiempo, escanearlos y tenerlos almacenados debidamente en soporte digital, con ello, los localizaremos para obtener copias o para realizar cualquier consulta, de forma prácticamente inmediata.

Las virtudes del minimalismo

Pensemos en la utilidad por ejemplo, de tener todos los DNIs digitalizados y que, en cuanto necesitemos una copia, obtenerla rápidamente, así mismo, obtener copia de un informe médico, de la resolución de discapacidad de nuestro hijo, etc.

5. Minimalismo en prendas de vestir y complementos

¿Cuántas prendas de vestir y complementos tenemos en armarios y cajones y que no nos ponemos? ¿Cuántas veces observamos un cajón lleno y pensamos, no sé qué ponerme hoy?

Tenemos multitud de prendas que solamente las tenemos "*por si acaso*" o porque al habernos gastado un dineral "*nos sabe mal*" deshacernos de ellas. Se acumulan en los armarios, y aunque de vez en cuando hagamos un repaso, siguen apareciendo más prendas con estas características.

Algo que solemos hacer más veces de las deseadas, es el comprarnos prendas muy parecidas o incluso iguales a las que ya tenemos, como si de cromos se tratara. Estas prendas ocupan un espacio y en cambio nos hacen un servicio idéntico al que hacían las prendas que ya teníamos. Unas veces las compramos porque nuestros gustos son muy restringidos, otras muchas, porque no llegamos a saber ni lo que tenemos en nuestros cajones. Se trata de un gasto innecesario, ocupan un espacio y no aportan ninguna utilidad extra.

Pensar que es preferible, poco y bueno, que mucho y de dudosa calidad. Las prendas buenas se van a mantener por más tiempo en mejor estado tras los numerosos lavados que van a soportar.

El exceso de prendas de vestir nos hace perder tiempo a la hora de ordenar y seleccionar lo que nos pondremos. En lo referente a nuestros hijos, sucede lo mismo, con el añadido extra que, a nuestros hijos con autismo, o bien seleccionamos nosotros su vestimenta, o ellos, entre tantas opciones a escoger se van a perder en lo que para ellos representa un caos.

Eliminemos los "*me sabe mal*", los "*por si acaso*", las prendas repetidas, etc. démosles otro uso, a alguien seguro, le podrán ser de utilidad.

6. Minimalismo mental

> En una mente llena difícilmente tendrán cabida nuevas ideas y estrategias que nos ayuden a gestionar la nueva situación que nos depara el autismo de nuestro hijo.
>
> La mente, al igual que una casa, si se encuentra despejada es mucho más receptiva.

El minimalismo también actúa sobre aquellos pensamientos e ideas que se nos van acumulando en la mente, evitemos fugas de energía o basura mental, debido a aquellas tareas pendientes de resolver que vamos aplazando constantemente, los "*ya lo haré*". Puede tratarse de cosas insignificantes como cambiar una bombilla, etc.

En realidad todos estos pensamientos se nos acumulan y cada vez se hacen más densos, perdemos energía lentamente. Si los detectamos ahorraremos en estrés mental, seamos también minimalistas en nuestra mente, limitemos aquellos pensamientos que nos estorban, vaciemos al máximo nuestra mente.

ESTRATEGIA. NO DEMORAR LOS "*YA LO HARÉ*"

Como hemos comentado, a menudo nos sentimos culpables por aquello que pensamos que debemos hacer y no hacemos, los "*tengo que hacer y no hago*" son pequeños pensamientos que nos atormentan y no nos dejan actuar ahora, en el presente, con la claridad debida.

Se trata de tareas que tenemos pendientes y que nos hacen sentir culpables por no haberlas efectuado como por ejemplo, repintar el comedor, limpiar el interior de los muebles de la cocina, cambiar el enchufe del baño, sustituir la bombilla del pasillo, limpiar la bicicleta, etc. las listas llegan a ser de páginas enteras, y todo ello lo tenemos en nuestra mente, estorbándonos. Borrémoslo de ella, tachémoslas de la lista, eso produce un efecto casi mágico en nuestra mente, liberándonos de esa pesadez que nos producían esas labores pendientes.

Ocupémonos de aquello que realmente nos podemos ocupar con el tiempo que tenemos disponible, y lo demás, olvidémoslo, pero de verdad, para siempre. Si no podemos pintar el comedor, ya lo haremos, pero no lo pensemos más, sin darnos cuenta, estos pensamientos pesan, ocupan un lugar y nos atormentan.

ESTRATEGIA. CREAR LISTAS, ANOTARLO TODO EN LA AGENDA

Esta estrategia nos es muy útil para no tener la mente *"en guardia"*, cuando nos creamos listas mentales, de la compra, pendientes, citas, etc. nuestra mente se pone *"en guardia"* por decirlo de alguna forma, ante el temor de olvidarlo, nos estresamos inconscientemente.

La solución es fácil, basta con no acumular listas en la cabeza y crear listas escritas: listas de la compra, de tareas, de citas en nuestra mente, etc.

Es importante liberarla de este trabajo para que se dedique realmente a lo que ha de hacer, enfocarse en soluciones. Si la despejamos, nos sentiremos más resolutivos, más coherentes. Nos sentiremos menos pesados.

No obstante, no debemos caer en el error de crear muchísimas listas, de tareas, de compras, de quehaceres, no es la finalidad del minimalismo.

Utilicemos las ventajas que nos ofrece la tecnología, podemos crear listas online y llevarlas siempre a cuestas gracias al teléfono móvil. Las listas siempre estarán actualizadas.

> Debemos dejar espacios vacíos en nuestra mente para que fluyan ideas y pensamientos.

Podemos ir más allá gracias al minimalismo y eliminar sensaciones negativas que los objetos y documentos nos producen.

Un ejemplo fue eliminar las fotografías que no nos aportaban buenos recuerdos, pensemos que, aunque las tengamos almacenadas fuera de nuestra vista en el fondo del cajón más remoto o en algún trastero, la energía negativa que nos aportan, la tenemos siempre presente en nuestra mente.

Al igual que las fotografías, tendíamos a almacenar informes médicos, informes innecesarios de urgencias, a menudo de hace muchos años. Deshagámonos de todos ellos, no nos aportan ningún beneficio e impregnan el ambiente de aquello que no queremos: enfermedad, malestar, etc.

Al vaciar los espacios de estos elementos negativos, nuestra casa se impregnará de nuevas sensaciones más positivas para todos los que vivimos en ella.

7. Minimalismo para el autismo

Si el autismo ya de por si es complicado debido en parte, a las dificultades de comunicación, de comprensión, interacción social y de adaptación al mundo que rodea a quienes lo sufren, cuando nuestro hijo llegó a su adolescencia, vivimos junto a él, lo que quizás pueda ser la más dura de sus facetas, las conductas disruptivas fruto de su ansiedad. Pau comenzó a autolesionarse, a golpear los objetos de su entorno y, a golpear a aquellos que le rodeábamos.

Gracias a aplicar sobre él un enfoque positivista, acrecentar su autoestima, intentar identificar y prevenir las situaciones que podrían ser el detonante de sus alteraciones de conducta, conseguimos que éstas fueran disminuyendo tanto en número como en intensidad.

UNA MENOR CARGA SENSORIAL, APORTA MÁS TRANQUILIDAD Y CONTROL DE LA SITUACIÓN

Podríamos afirmar que la herramienta que nos ha aportado mayores logros en el tratamiento de la ansiedad, junto a otros tratamientos convencionales, ha sido aplicar el minimalismo en todas las facetas de su vida y de la nuestra.

Es sabido que el orden, las rutinas, las pautas, la antelación y los pictogramas, tranquilizan al aportar seguridad a aquellos que padecen autismo, por lo que muchos de los objetos de nuestro hogar, tenían su correspondiente pictograma, instrucciones de uso, un lugar asignado, un orden concreto, etc. pero poco a poco empezamos a darnos cuenta que, si bien el orden y la antelación jugaban un papel importante, existía algo más que influenciaba en la disminución paulatina de sus alteraciones de conducta.

> Pau, que ha empezado a comunicar sentimientos y pensamientos, ha relatado que en ocasiones se siente abrumado por escuchar muchos sonidos a la vez y observar multitud cosas simultáneamente. Explica que tiene un cúmulo de pensamientos que flotan en su mente sin orden alguno y que no puede dejar de "verlos".
>
> Lo que le sucede es que oye, ve, percibe todo lo que hay a su alrededor y, los estímulos que para nosotros son imperceptibles, a él que causan una gran sobreestimulación sensorial que conlleva a la subsiguiente ansiedad.

Comprendimos entonces que cuando nosotros estamos por ejemplo, cenando y disfrutando de los sabores de la comida, comentando las anécdotas del día, yendo y viniendo de la cocina con total normalidad, él por el contrario, se siente bombardeado por los estímulos derivados por la conversación que mantenemos, por el leve sonido que hacemos al masticar y, sobre todo por los sonidos de fondo a los que nosotros no prestamos atención alguna: el ascensor, el tren, la lluvia, los vecinos en el rellano, etc. Él, lo oye todo y a la vez, y eso le bloquea.

Debemos imaginarnos el cúmulo de estímulos que él percibe a lo largo del día y que le van colapsando, en el coche, en el transporte público, en el colegio, viendo la televisión, etc. Cuando llega la noche es mucho más fácil que padezca más ansiedad y que cualquier estímulo se convierta en un posible detonante de una crisis nerviosa.

No estaba a nuestro alcance eliminar los sonidos de fondo pero lo que sí pudimos hacer fue reducir los objetos y decoración de casa, y vimos como a nuestro hijo este nuevo orden le benefició incluso más que tener múltiples objetos con el pictograma correspondiente.

Se trató pues, de minimizar al máximo los estímulos ambientales que él pudiera percibir y le saturaran, en definitiva, tratamos de hacer una casa más sencilla, más ordenada, más espaciosa, más correcta a los ojos de nuestro hijo.

REDUCIR OBJETOS APORTA MÁS AUTONOMÍA

Al reducir los objetos de la casa, de su habitación, su ropa de los cajones, en la cocina, las elecciones para él se han vuelto mucho más sencillas y es más capaz de escoger rápidamente los objetos, juguetes y prendas de ropa que más le agradan. Pequeñas órdenes como *"coge unos calcetines de tu habitación"* o *"coge unos pantalones de tu cajón"*, *"trae un tenedor"* son más fáciles y menos estresantes para él, el tener menos en donde escoger ha convertido a nuestro hijo en una persona más autónoma.

Las virtudes del minimalismo

Menos objetos han convertido su vida en una vida más sencilla que le ha facilitado su autonomía.

CAPÍTULO 3
LA ZONA DE CONFORT

8. ¿Qué es la zona de confort?

El cerebro humano está perfectamente programado para lograr la supervivencia, y por ello de forma inconsciente cada uno de nosotros tomamos decisiones o no las tomamos, emprendemos unas acciones o no las emprendemos, en función de lo que nuestro cerebro interprete como una amenaza a nuestra propia supervivencia. Es decir, nuestra mente controla constantemente que no crucemos las fronteras de nuestra minúscula zona de confort.

Si ponemos atención, observaremos que las personas que han superado con éxito grandes adversidades, a menudo lo hacen cuando lo han perdido todo, en un momento de inflexión en sus vidas. Llegan a una encrucijada en la que, o siguen por el camino de destrucción que les ha llevado a un estado que ya no pueden sostener o por el contrario, salen de la zona de confort, en busca de alguna experiencia que aporte sentido a sus vidas. Es en ese preciso momento, en el que comienzan su camino de crecimiento y superación personal.

La zona de confort

> "Nuestros momentos de más lucidez suelen tener lugar cuando nos sentimos profundamente incómodos, infelices o insatisfechos.
>
> Pues es en estos momentos, empujados por nuestra insatisfacción, cuando salimos del camino trillado y empezamos a explorar maneras diferentes de hacer algo o respuestas más certeras."
>
> M. Scott Peck

La zona de confort es el lugar, el entorno y las circunstancias que nos resultan conocidas por movernos a diario por ellas es decir, el entorno y circunstancias que nuestro cerebro domina.

Estamos a gusto en la zona de confort porque todo nos es familiar. Incluso, llegamos a estar cómodos cuando las actividades, situaciones o elementos de esta zona no son tan agradables (tráfico, estrés diario...) pero sin embargo, al ser lo conocido, nos sentimos "*a gusto*" y no nos planteamos salir de ella y explorar nuevos horizontes.

Se trata de un espacio muy reducido aunque no lo percibamos como tal. No somos conscientes de que nuestros grandes propósitos y nuestros sueños se hallan más allá de esa reducida zona y, que si permanecemos en ella, ellos no van a ser los que van a entrar a buscarnos.

Además, no somos para nada espontáneos, vivimos continuamente en piloto automático en esa zona de confort, al igual que

La zona de confort

cuando conduciendo el coche llegamos a nuestro destino sin saber muy bien cómo o, recordando muy poco del trayecto.

Comemos a diario platos similares con ingredientes similares, nos dirigimos a restaurantes o bares conocidos, utilizamos las mismas rutas, cada domingo hacemos actividades similares, etc. día tras día se repiten ¡y ni si quiera nos apasionan!. Leí hace algún tiempo una frase (no recuerdo su autoría) muy acertada para describir esta situación:

> "¿Has vivido más de 10.000 días o un día 10.000 veces o más?"

LA REALIDAD

La mayoría de veces preferimos quedarnos en nuestra zona de confort a arriesgarnos a dar el paso y salir de ella. A veces por temor, otras por costumbre, hábito, pereza, etc. Lo cierto es que todo ello, por muy aparentemente cómodo y a gusto que nos parezca, nos hace sentir como seres apáticos, aburridos y no realizados.

> Si no salimos de nuestra zona de confort no creceremos como personas. Necesitamos nuevos estímulos.

Al igual que nuestros músculos, nuestra mente necesita ejercitarse a diario y alternar distintos tipos de prácticas para desarrollarse adecuadamente.

La zona de confort

¿En cuántas ocasiones hemos anhelado alguna cosa, por ejemplo adelgazar, tener una mente mas brillante, ganar más dinero, emprender un proyecto nuevo, dejar de fumar, practicar ejercicio a diario, cambiar de empleo, ser más felices, pero no lo hacemos o lo dejamos a medias porque conlleva un gran esfuerzo? Las rutinas se nos comen, nos hacen pequeños y nos impiden hacer las cosas que deseamos verdaderamente.

Nada se consigue sin esfuerzo. Salgamos cada día un poco de la zona de confort, creemos el hábito diario de tener la valentía de hacer algo que nos incomode. Esforcémonos a diario, no dejemos que se instaure de nuevo el piloto automático.

Probemos nuevos ingredientes, movámonos por calles distintas cuando nos dirijamos a un lugar conocido, forcemos a nuestra mente, incomodémosla, hagámosla pensar. Se trata de emprender pequeñas acciones para no automatizar tanto nuestros movimientos y nuestros pensamientos, aportando consciencia a lo que hacemos. Es decir, vivir más en el presente.

Uno de los factores que nos impiden salir de nuestra zona de control es precisamente la falta de confianza en nosotros mismos. Necesitamos confiar en el hecho de que si ocurre algo imprevisto, tendremos las herramientas para resolverlo y que tendremos la capacidad de gestionarlo de la mejor forma posible.

Curiosamente, nuestra mente de forma automática nos crea una serie de pensamientos en los cuales pensamos de nosotros mismos que no seremos capaces de resolver las adversidades cuando, si realmente observamos acontecimientos pasados, no tenemos prueba de esas afirmaciones tan pesimistas.

Venzamos ese temor, esa preocupación, si miramos hacia atrás nos observaremos y veremos que hemos sido capaces de resolver las situaciones por las que hemos pasado, ¿Por qué en esta ocasión iba a ser diferente?

9. La zona de confort en el autismo

NECESIDAD DE SEGURIDAD Y DE CONTROL DE LA SITUACIÓN

Observando a nuestros hijos podemos apreciar cómo la zona de confort es para ellos toda una necesidad. Necesitan que todo se mantenga igual, intacto y que no falle nada de lo previsto.

Los entornos previsibles les aporta seguridad y sensación de control del medio que les rodea, con ello conseguimos que nuestros hijos padezcan una menor ansiedad.

Ellos, suelen repetir a menudo las mismas preguntas, en espera de las mismas respuestas, suelen visualizar mil veces la misma película y no cansarse la mil y una vez siguiente, realizan una y otra vez las mismas acciones en espera de los mismos resultados, el poder predecir los acontecimientos les viste de una gran seguridad.

ZONA DE CONFORT, UNA ARMA DE DOBLE FILO

La zona de confort en las personas con autismo, y en general para todos nosotros, es una arma de doble filo ya que si bien aporta la seguridad y estabilidad necesaria, repetir constantemente las mismas pautas, rutinas, trayectos, refuerza sin querer, la rigidez mental característica de nuestros hijos y de alguno de nosotros.

La rigidez mental de nuestros hijos, nos puede poner a todos en tensión cuando falla lo programado, factores como un pequeño cambio de planes a última hora, cuando no tenemos a mano sus auriculares y sólo quiere los suyos o cuando quiere una determinada prenda de vestir, cuando toca cierta actividad extraescolar pero es festivo, etc. Los festivos y las vacaciones suelen ser los momentos de mayor aparición de frustración y ansiedad.

Por eso, debemos insistir e ir rompiendo gradualmente las barreras de su pequeña zona de confort, ya que si seguimos reforzándola para la estabilidad de él y para nuestra comodidad y tranquilidad, acabaremos creando más ansiedad de la prevista en cuanto algo, por minúsculo que parezca, no salga según lo programado.

La zona de confort también es un gran detonante de frustraciones por el estancamiento que provoca. Él, al igual que todos nosotros, si siempre realiza las mismas acciones, se dirige a los mismos lugares, solamente prueba los mismos ingredientes, etc. llegará un momento en el que irá en piloto automático y con el tiempo perderá la ilusión por todo y, aunque no quiera salir de su zona de confort, empezará a encontrarse más irritado, porque en el fondo, ésta no le va a aportar lo que necesita para crecer como persona.

> Llega a tal punto la rigidez de la zona de confort que afecta a todos los ámbitos sin ser nosotros conscientes.

> Nuestro hijo, que tiene una memoria extraordinaria para las rutas y carreteras, cuando nos dirigimos a algún lugar y elijo expresamente una ruta distinta, me lo hace saber y se siente molesto.

Por ello, debemos trabajar en innovar en ideas y proyectos y modificar lentamente su zona de confort, introducir pequeños cambios. Por ejemplo, llevarlos a lugares diferentes, ropa diferente, intentar con juegos diferentes, etc.

> Nosotros hemos descubierto que para innovar en menús resulta imprescindible la confección de un dietario.
>
> Nuestro hijo se siente muy motivado por la geografía y los países, y aprovechamos ese interés para introducir ingredientes que de otra forma no sería posible ofrecerle. Le explicamos que es un plato típico de Perú, de Nueva York, etc. él encantado participa en la elección de los platos e ingredientes.

Pueda que el primer intento y el segundo y quizás el tercero no salgan de acuerdo a lo previsto, pero nos encontraremos tarde o temprano con la grata sorpresa de que él querrá repetir la novedad introducida.

Al igual que el minimalismo, si queremos que entren cosas o actividades nuevas, habrá que deshacernos de las que han quedado obsoletas.

ESTRATEGIAS QUE PODEMOS UTILIZAR PARA AMPLIAR SU ZONA DE CONFORT

Dependiendo de la edad, de la madurez y de la afectación de nuestro hijo, le ayudaremos más o menos a realizar tareas relacionadas con el aseo, la comida, contarle un cuento, acompañarle a dormir, etc. Normalmente es uno de los progenitores el que suele realizar unas determinadas actividades con él, mientras que el otro, realiza las otras. Los niños (y nosotros, los padres) se acostumbran rápidamente a estas rutinas y en concreto, a que siempre sea la misma persona con la que las realice. Alternemos los papeles, es recomendable ir alternando las tareas que realizamos con el niño para que no se convierta en una exigencia el que solamente sea uno de los padres el que le acompañe a realizar según que actividades.

Otra estrategia que, aunque pensemos que no pueda ser importante, lo es para todos los miembros de la familia, es el modificar de vez en cuando las rutas para dirigirnos a lugares conocidos. Bien sea andando, bien sea en coche, los niños lo captan todo y, por extraño que parezca, memorizan hasta las rutas más complicadas.

CAPÍTULO 4
NUESTRO ENFOQUE COMO PADRES

10. Las expectativas erróneas

> Existe una idealización de todo el proceso de la maternidad y paternidad.

Una expectativa es un pensamiento futuro sobre un hecho o circunstancia (habitualmente solemos referirnos a expectativa en sentido favorable) que una persona considera que puede llegar ocurrir. Cuando una expectativa favorable no se ve cumplida, puede llegar a generar dolor y un profundo sentimiento de frustración en la persona que la esperaba.

> Cuando por el contrario, nos referimos a expectativas desfavorables, es decir, cuando esperamos que suceda un acontecimiento negativo, ello nos provoca preocupación, a la cual nos referiremos en el siguiente capítulo.

Cuando nos convertimos en padres o madres, todos tenemos una serie de ideas preconcebidas forjadas a partir de nuestra experiencia vital (vivencias con nuestros amigos más cercanos, familiares, incluso de nosotros mismos) y de los *inputs* recibidos de la sociedad de consumo en la que vivimos.

Existe una idealización de todo el proceso de la maternidad y de la paternidad, con lo que nos es muy fácil llegar a imaginar que seremos padres de un bebé perfecto, al que sabremos educar para que desarrolle un sinfín de capacidades y del que podamos sentirnos muy orgullosos.

> Dos expectativas entran en juego al conocer o imaginar que seremos padres, la expectativa de que seremos padres de un bebé perfecto y la expectativa de qué tendremos las habilidades o capacidades suficientes para ayudar a que éste se desarrolle con total normalidad.

LA REALIDAD

La sospecha y, más tarde, la confirmación del diagnóstico de autismo en un hijo causa un profundo malestar, dolor, incomprensión así como muchas otras emociones y, por supuesto, muchas preguntas sin respuesta.

Si bien es cierto que nuestro hijo dependiendo del grado de afectación que padezca podrá llegar o no, a necesitar apoyo a lo largo de toda su vida, lo más probable es que a él esta cuestión no le preocupe demasiado y, que disfrute de una vida plena y feliz, si su entorno le aporta todo lo que necesita.

Entonces, salvo en casos en los que el trastorno de nuestro hijo esté acompañado de otros padecimientos que le causen dolor ¿qué es aquello que causa ese dolor y ansiedad primeriza a los padres?

A través de la autoobservación fuimos capaces de observar que:

- Pensábamos que no tendríamos la suficiente capacidad para gestionar las dificultades que nos deparara su discapacidad, se nos hacía cuesta arriba, a la vez que en sentido metafórico, nos empequeñecía.

- Sentíamos frustración y decepción (inconsciente) porque no se habían cumplido las expectativas que teníamos en mente, lo que imaginábamos como un momento de plena felicidad (el tener un hijo y verlo crecer) se convirtió en un mar de preocupaciones.

- Pero aún existe un pensamiento mucho más intenso que nos invade con fuerza continuamente, se trata de la preocupación por el futuro, en concreto, de su futuro, cuando ya no estemos con él.

Padecer temores ante esta nueva situación es totalmente normal. Pero el error es enfocarse solamente en los temores.

> La clave para ayudar a nuestros hijos a avanzar y a superar sus limitaciones es potenciar su autonomía (en la medida de lo posible), su autoestima y su autoconfianza y, sólo lo lograremos si entendemos que este trabajo lo podremos realizar si somos padres confiados, seguros de nosotros mismos y sin limitaciones.
>
> Cuidémonos para dar lo mejor de nosotros a nuestros hijos.

11. Nuestro enfoque es parte de la solución

> "Si no eres parte de la solución,
> eres parte del problema."
>
> Lenin

El enfoque que tenemos al percibir la realidad que nos rodea, al observar a las personas que tenemos próximas, al compartir momentos con nuestros hijos, con nuestros padres, con compañeros de trabajo,o al percibir las dificultades con las que nos encontramos, resulta que se encuentra sumamente viciado.

> Existen personas que ven siempre el vaso medio lleno y por el contrario, existen personas que siempre ven el vaso medio vacío.

Si sentimos que todo va mal durante mucho tiempo, deberíamos replantearnos nuestro enfoque sobre la realidad, no tanto sobre la realidad misma o aquello que nos suceda. Por decirlo de alguna forma, deberíamos tomar consciencia de que hasta que no cambiemos nosotros (la forma de percibir aquello que nos ocurre), probablemente no podremos tener el enfoque adecuado y nuestra realidad no cambiará.

El foco, aquello en lo que centramos nuestra atención, es lo único que llegamos a ver de la realidad exterior, pasando por alto multitud de otros aspectos de la misma.

El enfoque que tomemos es una cuestión primordial, ya que donde pongamos nuestra atención, es decir, aquello en lo que centremos nuestro punto de mira, será aquello que seremos capaces de extraer de la realidad, será nuestra realidad.

Existen distintas realidades y a menudo, cuando sucede algún acontecimiento, muchas personas ante ese mismo hecho perciben lo ocurrido de forma muy distinta. La realidad será muy distinta para cada persona, en función de sus vivencias anteriores, sus creencias o de su estado de humor.

> Ante un mismo hecho, a menudo las personas percibimos realidades diferentes

Nuestro enfoque, sobre la realidad se forma bajo el tamiz de nuestras creencias más arraigadas y es difícil apreciar que nuestra atención se desvía según nuestras creencias acerca de nosotros mismos, acerca de las circunstancias y del entorno que nos rodea.

Tenemos la mente repleta de ideas, valores, juicios, experiencias, que actúan a modo de filtro de la realidad, debemos intentar minimizar un poco nuestra mente, vaciarla, ya que si se encuentra tan llena ¿Cómo esperamos que entren cosas positivas?

Un ejemplo muy sencillo para entender cómo de subjetivo es el enfoque y cómo éste llega a influir en nosotros sucede cuando en alguna ocasión nos hemos roto algún hueso o por ejemplo, durante el embarazo. Repentinamente comenzamos a cruzarnos con otras muchas personas con escayolas o en el caso del embarazo, nos cruzamos con un sinfín de embarazadas. Las estadísticas no han variado, de repente no se han roto un hueso o se han quedado embarazadas la mitad de la población, estaban allí desde siempre pero nunca antes nos habíamos percatado.

12. Error: Tratar de ejercer de terapeutas

> Un error en el que caímos en casa, fue tratar de ejercer de terapeutas de nuestro hijo, pretendíamos de buena fe completar su formación, sus terapias, pensábamos que cuanto más, mejor, buscamos por Internet mil y una estrategias para enseñarle, fuimos a diversos seminarios, charlas, nos empapamos de libros, etc.

Tener conocimientos de cómo educarle y ayudarle a través del juego, es una estrategia muy inteligente y saludable para todos, pero como en todo, el abuso de intentar formarlo y complementar sus terapias va en detrimento de la relación padre/madre-hijo.

La llegada al mundo de nuestro hijo o hija no fue casual, él o ella nos escogió. Eligió a los que serían sus guías para esta vida. Tened por seguro que somos las personas que más conocen sus necesidades. Somos los mejores padres para él, sois perfectos, somos exactamente lo que él o ella necesita. Una vez dicho esto, ¡educarlo, jugar, reñirle, ...! Ejerced de padres y no actuemos como terapeutas, él o ella necesita unos padres, terapeutas existen muchos y muy buenos, pero padres perfectos para él o ella, solamente nosotros.

Además, cuando existe un vínculo sentimental es mucho más difícil enseñar, se nos hace imposible ser imparciales y solemos perder la paciencia con mayor rapidez. Seguro que recordáis con gracia, o quizás no tanta, alguna vez en la que intentasteis dar clases a un hermano, a otro hijo, o peor aún, a la pareja.

> Todavía recuerdo con gracia, yo tendría unos 10 años, la ocasión en la que mi padre quiso darle clases de conducción a mi madre. En un aparcamiento, a las afueras de la población, mi madre se puso al volante, mi padre de copiloto, y mientras, mi hermano y yo contemplamos la estampa desde los asientos traseros del vehículo.
>
> La dicha popular sabiamente dice "*la confianza da asco*" y que razón tiene. Mis padres, alumna y profesor, a los cinco minutos lo habían perdido todo, la paciencia, los nervios, hasta el habla, y por supuesto, con enfado incluido. Por suerte para todos, aguantaron dos tardes.

En definitiva, no pretendamos ser lo que no somos. Somos madres y padres, no somos profesores, terapeutas, ni psicólogos.

En casa fuimos un poco ingenuos y pensamos que nosotros, además de los terapeutas y educadores, le enseñaríamos, que estaríamos a nivel, pero no, ellos vienen al mundo perfectamente equipados, completos para asesinar nuestro orgullo, nuestra envidia, nuestra vanidad, en el fondo nuestro ego. Son grandes maestros, son ellos los que han venido para enseñarnos a vivir de verdad.

13. Enfoque sobre la discapacidad de nuestro hijo

ERROR: ENFOCARSE EN LAS DIFICULTADES Y NO EN LAS HABILIDADES

Si algo hacemos una mayoría de padres es, inconscientemente, comparar a nuestros hijos con otros hermanos, con compañeros de clase, con primos, etc. en parte, la comparación es positiva para encontrar puntos a reforzar o incluso para ver cuando las cosas no van bien, pero la comparación es totalmente nefasta cuando sólo resaltamos las dificultades de nuestros hijos y no somos capaces de ver las virtudes.

Y es que a menudo, cuando pensamos en nuestros hijos nos enfocamos en su trastorno, en definitiva, en sus dificultades, en sus carencias y no en sus fortalezas. Nos compadecemos de ellos y por supuesto, de nosotros mismos.

Si nos enfocamos solamente en las dificultades, sólo veremos eso, dificultades. Así pues, potenciemos lo positivo.

Si estamos inundados de preocupaciones, ¿Cómo creemos que podremos potenciar lo bueno que hay en él? No vamos a ser capaces de hacerlo, se nos va a pasar totalmente por alto.

ERROR: NO DEBEMOS ENFOCARNOS EN EL COMPORTAMIENTO (QUE ES UN SÍNTOMA) SINO EN LA CAUSA

Debemos dejar a un lado la discapacidad y entender que nuestros hijos, aunque padezcan una discapacidad, tienen exactamente las mismas emociones que nosotros, ellos también se enfadan, se sienten frustrados, se sienten tristes, sienten envidia, celos, venganza, pero la mayoría de las veces no lo vemos, y por ello no entendemos sus reacciones más descabelladas.

Debemos abrir nuestra mente, comprender que ellos también sienten igual o incluso más que nosotros. No hablemos delante de ellos como si no estuvieran, solemos hacerlo ante el profesor, educador, psicólogo, psiquiatra, pediatra, etc. hagámoslos participar. Debemos interactuar con ellos desde la igualdad y dejar de enfocarnos desde un punto de vista más alto, es entonces cuando ellos tendrán la posibilidad de demostrar que son tan capaces como nosotros.

> La ayuda y la comprensión siempre han de ofrecerse desde la igualdad.

Tratando los síntomas producidos por la ansiedad, nuestro hijo mejorará, pero tratando de entender que su comportamiento es solamente un síntoma y que debemos encontrar la causa que provoca su ansiedad, podremos conseguir que nuestro hijo se sienta mucho mejor.

Nuestro enfoque como padres

ERROR: EXTERNALIZAR EL PROBLEMA

Aquellas personas que sienten que el control de sus vidas se encuentra en el exterior, que todo lo que les sucede o sienten es fruto de un destino caprichoso y que, por mucho que ellos traten de cambiar, como el origen de toda su suerte o desventura es externa y no cambiarán las circunstancias, rara vez inician movilizaciones para lograr algún cambio.

En cambio, quienes sienten dentro de sí el control de sus vidas, tienen mayores probabilidades de iniciar movilizaciones para lograr los cambios que desean en sus vidas.

Se han realizado múltiples estudios acerca de lo anterior y las conclusiones a las que se ha llegado son claras, ambos tipos de creencia son válidos y permiten la realización completa de la potencialidad de cada creencia, es decir, las personas que creen que su destino está bajo el control de fuerzas externas actúan sin saberlo, de modo que sus creencias se confirmen. Las personas convencidas de que pueden hacer algo para mejorar su vida, también actúan sin saberlo, de forma que sus creencias también se confirmen.

Deci, Edward y Robert Ryan. *Intrinsic motivation and self-determination in human behavior* (Nueva York: Press, 1995).

Una de las pistas para saber si hemos colocado los dramas de nuestra vida fuera de nuestro control es darnos cuenta de que creemos que nuestra vida mejorara cuando los demás cambien su manera de hablar, de pensar y actuar, o cuando las circunstancias a nuestro alrededor se modifiquen. Lo ejemplifican frases como las siguientes: *"si no me hubiera pasado ésto..."*, *"si los demás cambiaran...las cosas me irían mucho mejor"*.

Naturalmente, es cierto hasta cierto punto puesto que, si las circunstancias fueren otras o algunas personas cambiaran su manera de pensar o actuar, podríamos sentir menos angustia y más felicidad. ¿Pero cuáles son las probabilidades de que los demás cambien voluntariamente o de que las circunstancias se modifiquen radicalmente o por ejemplo, que desaparezca el trastorno de nuestro hijo?

Llegados a este punto, debemos entender que el problema no es la discapacidad de nuestro hijo, sino cómo reaccionamos ante ella. En lugar de externalizar el problema, es decir, pensar que no podemos enfrentarnos a él debido a que su causa es externa, hemos de poner el foco en aprender mejores maneras de responder ante la discapacidad.

> "Es necesario florecer allí donde Dios nos ha puesto."
>
> Adela Kamm

¿QUÉ PODEMOS HACER CUANDO APARECEN LAS CRISIS NERVIOSAS?

A menudo existen señales previas que, con el tiempo y la observación podremos distinguir en nuestro hijo, una cara más seria de lo habitual (o incluso un poco pálida), mostrar una conducta desafiante, dar vueltas sobre sí mismo, repetir constantemente afirmaciones y así, infinidad de otras pequeñas muestras que variarán en función de cada individuo.

No todas las personas con autismo llegan a padecer alteraciones de conducta o crisis nerviosas más o menos graves. Pero si éstas aparecen, suelen irrumpir durante la adolescencia.

Nuestro hijo ha tenido algunas conductas disruptivas importantes, algunas veces se trataba de autolesiones, otras veces ejercía violencia contra objetos y otras, contra aquellos que intentábamos evitar que se lesionara o lesionara a terceras personas. Con el tiempo y la observación, nos dimos cuenta que en él, las crisis seguían un patrón bastante homogéneo.

Sus *"explosiones"* en la época más agitada, se llegaron a dar más o menos cada 10-15 días y parecían ser su forma de liberar la tensión acumulada a los largo de varios días. Parecía haber aprendido a *"descargarse"* de esa forma y, tras las *"explosiones"*, durante unos días se encontraba mucho más relajado. Nosotros debíamos ayudarle a *"desaprender"* y enseñarle a ser capaz de anticiparnos cuándo se encontrara agobiado y, formas más productivas de liberar su tensión acumulada.

Otro patrón que descubrimos fue el que las *"explosiones"*, salvo excepciones, solían darse en casa. Y por último, descubrimos que en ocasiones el detonante había sido una frustración, en concreto un juego de la consola al que le gustaba jugar pero siempre lo derrotaban. La gran dificultad que entrañaba el juego, le hacía sentir fatal.

¿Y qué hicimos ante todo ello?

Nos enfocamos en encontrar una solución para que *"desaprendiera"* a *"descargar"* ansiedad a través de la agresividad que comportaban sus alteraciones de conducta, y la solución pasaba por, en primer lugar, evitar que éstas se produjeran o al menos, que se espaciaran en el tiempo.

Nuestro enfoque como padres

Además de tratar de buscar y hacerle practicar actividades que le resultaran muy agradables, es decir, crearle nuevos recuerdos positivos (no tanto en enfocarnos en eliminar los negativos), la solución para que no se produjeran en casa fue pasar el mayor tiempo posible en el exterior y, cuando estuviera en casa, impedir que jugara a la consola (uno de los detonantes que habíamos identificado). Nosotros, los progenitores, hicimos turnos (ya que tenemos otro hijo menor al que atender), paseábamos entre semana y los fines de semana por el puerto, por la playa, a ver a los aviones despegar del aeropuerto etc. en definitiva, todo aquello con lo que él disfrutaba.

Fueron meses agotadores de estar muchas horas fuera de casa pero a cambio obtuvimos el resultado deseado. Nuestro hijo estaba menos ansioso, y no lograba "*estallar*", se estaba "*invirtiendo su aprendizaje*", ya que en primer lugar, no le apetecía tanto "*explotar*" ya que su estado de humor había mejorado, en segundo lugar, él estaba tan agotado como nosotros y ya había liberado parte de su energía negativa de forma mucho más productiva (haciendo actividades que le gustaban).

Entrenarlo con "*microfrustraciones*"

Ahora, nuestro hijo padece menos ansiedad, aunque no hemos logrado eliminarla del todo.

Por ello, en las temporadas en las que su estado emocional es más positivo y parece tener una menor ansiedad, además de premiar su comportamiento positivo, le "entrenamos" para las frustraciones. Provocamos "*microfrustraciones*" es decir, pequeñas variaciones en sus planes, en sus rutinas, etc. para que se acostumbre a las variaciones y a soportar mejor las adversidades.

EL ENFOQUE MINIMALISTA

En primer lugar, es necesario no juzgar. La mayoría de las veces, tenemos ideas preconcebidas acerca de las cosas o incluso de las personas y por supuesto, también sobre nuestros hijos. Un determinado enfoque no deja de ser un juicio sobre algo o alguien.

También es necesario marcarse unos objetivos positivos y enfocarse en ellos, por ejemplo, una escapada en pareja, una cena, leer un determinado libro, practicar algún deporte que nos agrade, visitar sitios deseados, etc. enfocarnos en ello y anotarlo en algún lugar importante de la casa, nos hará que los recordemos e insistamos en que se hagan realidad estos objetivos positivos y a su vez, hará que nos alejemos inconscientemente del enfoque negativo. En resumen, visualizar lo positivo, nos aleja de lo negativo.

14. Enfocar a nuestro hijo en lo positivo

Recordemos que ellos, al igual que nosotros tienen su propio enfoque de la realidad y les cuesta mucho entender y explicar lo que perciben de ella.

Debemos ayudarles también a que se enfoquen al igual que nosotros, en lo positivo marcándoles unos objetivos que sean de su de agrado para que puedan minimizar al máximo su (a veces) enfoque negativo sobre el mundo que les rodea.

Les es muy beneficioso marcar en un calendario los acontecimientos agradables, como una escapada al zoológico, una salida al cine, a la bolera, a un restaurante, una excursión escolar, una visita a la abuela, y todo aquello que les cause mucha emoción. Es importante que ellos participen en la elaboración del calendario de actividades y hacerles ver que su opinión también cuenta.

El calendario debe estar en un lugar visible de la casa. Tener siempre el calendario de actividades agradables a la vista les hará enfocarse en ellas y no en otros pensamientos menos positivos.

Además, si pedimos permiso a nuestro hijo para marcar también nuestros momentos agendados agradables, sentirá que su calendario es muy importante.

Nuestro enfoque como padres

Si tenemos otros más hijos en casa, recordemos hacer o que ellos hagan, un calendario para cada uno.

Con ello lograremos:

1. Involucrar a todos los miembros de la casa en conseguir un enfoque más positivo.

2. Que los hermanos se sientan incluidos e igual de atendidos que su hermano con autismo, ya que a menudo les prestamos una menor atención. Además, aprenderán a organizarse mejor.

3. Que nuestro hijo con discapacidad no se sienta tan diferente a los demás, que se sienta igual ante sus hermanos, haciendo en parte, las mismas actividades.

Aprovechemos las ventajas que nos ofrece la tecnología, para crear un llamativo calendario lleno de enfoques positivos. Podemos buscar en internet las imágenes de los lugares que serán visitados y añadir al calendario fotos de las comidas del restaurante al que iremos con la familia, la foto de la abuela (si vamos a tener un encuentro con ella), del cine, de la película, etc.

> Aprovechemos las ventajas que nos ofrece la tecnología, para crear un llamativo calendario lleno de enfoques positivos.

Nuestro enfoque como padres

Recordemos que los calendarios y el establecimiento de rutinas son imprescindibles para las personas que padecen autismo ya que éstas tienen una visión muy distinta del tiempo y los calendarios y rutinas les aportan mucha seguridad, al anticipar los hechos. Pero lo que tratamos de explicar también en este capítulo, es que debemos aprovechar el calendario para además crear un enfoque positivo y lleno de emociones en la vida de nuestro hijo.

Llenar un calendario de actividades puede parecer muy costoso económicamente, y en parte lo es. Apliquemos aquí el concepto minimalista, más vale menos y mejor y, desprenderse de aquellas que llevan mucho tiempo instauradas y ya no producen los efectos beneficiosos (sensación de felicidad) que producían anteriormente. Además, existen actividades gratuitas y otras a muy buen precio si rebuscamos un poco.

15. El control de nuestras vidas

Es increíble cómo nos llega a afectar lo que piensan terceras personas acerca de nosotros o acerca de nuestros hijos, personas que ni tan sólo conocemos.

Pero lo peor es, que al llegar a casa, nos sentimos igual o peor, cuando el niño ha tenido un berrinche monumental en el supermercado y la gente se nos ha quedado mirando. ¿Realmente nos aporta algo pensar en el berrinche que acaba de montar nuestro hijo? A no ser que observemos la situación de forma constructiva, y nos preguntemos qué podemos aprender de ella, como por ejemplo, examinar los momentos anteriores en busca de un posible detonante a la rabieta impresionante de nuestro hijo, examinar nuestra actitud ante la rabieta, buscando si existe alguna otra forma posible de actuar más productiva para ambos en la próxima ocasión, pero por el contrario, culpabilizarnos, no va a aportar solución alguna.

Debemos de comprender que, si terceras personas nos han llegado a molestar con sus palabras, sus miradas o simplemente, su pasividad, hemos de ser comprensivos con ellos, puede ser que ellas hayan tenido un día nefasto, que no lleguen a entender lo que es vivir con un familiar con discapacidad, o quizás sí, pero estén fatigados, etc. en todo caso, debemos ser a su vez, comprensivos con nosotros mismos y darle a la situación, la importancia que realmente se merece, que es ninguna. Hemos de entender que nuestras vivencias son unas muy concretas, y que las de los demás son otras, hemos de comprender que quizás, si nosotros fuéramos ellos, con sus circunstancias, con sus conocimientos, con sus vidas, hubiéramos actuado exactamente como ellos han actuado.

Pensad que la mayoría de veces, las personas se quedan inmóviles porque no saben reaccionar ante la situación, pero si les pedimos ayuda, nos la ofrecerán encantadas. Es decir, pensemos diferente, y obtendremos resultados diferentes.

> **Espacio de reflexión**
>
> Si nos incomoda tanto lo que dicen o piensan los demás, entonces quiere decir que ellos nos controlan. Examina cómo te sientes, Toma tú el control de tu vida, ¡qué nadie te controle!
>
> No se trata de la discapacidad de nuestro hijo, reflexiona que si no tuvieras un hijo con discapacidad, probablemente te afectaría de igual forma lo que pensaran o dijeran los demás, es algo nuestro que debemos modificar para sentirnos mejor.

16. Una breve pincelada sobre la Ley del espejo

"Los niños viven y manifiestan las tristezas y alegrías inconscientes y no manifestadas de sus padres."

Carl G. Jung

Pensemos en el mundo exterior como nuestra gran proyección, un gran espejo que nos habla de nosotros, de nuestros miedos, nuestras incertidumbres, nuestro amor, etc. Todo aquello del exterior que nos llama la atención con fuerza, nos está hablando de nosotros mismos y nuestros hijos son nuestros grandes espejos.

Existen multitud de espejos en los cuales nuestro inconsciente sale a flote haciéndonos ver lo que de otra forma somos incapaces de querer ver.

> En una ocasión una amiga me confesó que los programas de cotilleo le ponían sumamente nerviosa, no podía ver a dos personas criticando a otra, le causaba asco, nerviosismo, un gran desprecio de forma desmesurada, mientras que, a otras personas, esta misma situación solamente les incomodaba levemente o no le prestaban la menor atención.

> Hablando en profundidad del por qué le llegaba a impactar con tanta fuerza ese hecho, resultó que ella se juzgaba a sí misma muy negativamente, y se autocriticaba y despreciaba constantemente.
>
> Su inconsciente le estaba hablando a través del exterior, lo que más le incomodaba de los demás, resultó ser lo que ella se hacía a sí misma.

Por ejemplo, nuestros hijos no nos ponen nerviosos, ellos son el reflejo en el que podemos ver nuestro nerviosismo.

No se trata de hacernos culpables de lo que les pase, se trata de tomar consciencia de que, si queremos que estén bien, debemos empezar por cuidar nuestras propias emociones y sentimientos.

> "Si hay algo que queremos cambiar en el niño, primero debemos examinarlo y ver si no es algo que podría ser mejor cambiar en nosotros mismos."
>
> Carl G. Jung

Nuestro enfoque como padres

Cada persona tiene su forma de ver el mundo, de percibir lo que le rodea de forma distinta a la persona que tiene al lado. En ocasiones, lo que queremos cambiar del otro, lo que pretendemos modificar de nuestros hijos puede que no esté en ellos, que sea fruto de nuestra percepción manipulada y lo que realmente tengamos que cambiar no sea una característica que nos moleste del niño sino el hecho de que ello nos moleste a nosotros.

> La familia es la unidad emocional que nos ha marcado nuestra forma de ser. Todo aquello que nos ha sucedido en la vida y la forma de enfrentarnos a ello, forma parte de las creencias sobre el amor, el dinero o la salud, adquiridas en el seno familiar.

En nuestra nueva familia (con nuestros hijos), aquello en lo que creamos, que sintamos, o que temamos, repercutirá directa o indirectamente en nuestros hijos. Lo que callemos por miedo, temor, vergüenza, etc. lo expresará nuestro cuerpo o el de nuestros hijos, a través de molestias o enfermedades.

Pensemos en el gran poder y responsabilidad que tenemos desde el momento en el que vamos a ser padres. Nuestro hijo, en el vientre, va a sentir nuestras alegrías como suyas, al igual que nuestras preocupaciones o nuestros temores. Las emociones provocan en nuestro organismo la síntesis de sustancias químicas que circulan a través del torrente sanguíneo hasta llegar al embrión o feto, pero es que además, existe un vínculo mucho más poderoso materno-filial de carácter espiritual. El vínculo con nuestros hijos está mucho más desarrollado y es mucho más profundo de lo que a primera vista podamos imaginar.

> Durante los diecisiete años de edad de nuestro hijo, hemos vivido temporadas donde nuestro estado anímico era mejor y temporadas en las no tanto. Nuestras temporadas buenas solían coincidir con temporadas en las que nuestro hijo experimentaba una mejoría, y nuestras temporadas bajas por el contrario, coincidían con un empeoramiento de su trastorno. Esta coincidencia fue fácil de apreciar, cuando nuestro hijo estaba bien, nosotros también, cuando nuestro hijo empeoraba nosotros también lo hacíamos.
>
> Por el contrario, nos costó muchísimo llegar a ver el estrecho vínculo emocional que le unía a nosotros y, que mucho antes que él padeciera sus crisis o su empeoramiento, nosotros inconscientemente nos sentíamos mal, infelices, negativos con nuestras circunstancias y que, impregnábamos de esa sensación todo lo que nos rodeaba y por supuesto, nuestro hijo lo percibía.

> Los hijos son grandes radares del estado de ánimo de sus padres. Cuánto peor estábamos, peor se encontraría él. Resultó que no era él el que nos provocaba nuestro estado de ánimo sino por el contrario, nuestro estado de ánimo repercutía en el suyo.

Lo que tratamos de explicar es algo muy sencillo pero muy difícil de poner en práctica. Si queremos que nuestro hijo goce de una vida plena y feliz, debemos empezar por atendernos a nosotros mismos. Nuestros hijos se impregnarán de toda esa energía vital y positiva, y gozarán de unos padres menos estresados, con más energía y más positividad.

Recomendamos la lectura del libro *Tu eres yo*, de Marta Salvat, donde se explica de una forma muy entendedora la Ley del espejo.

CAPÍTULO 5
MINIMALICEMOS SENTIMIENTOS INÚTILES

17. Minimalicemos la culpabilidad y la preocupación

> Nos apegamos a cosas,
> personas, proyectos,
> sentimientos e incluso a problemas,
> que no necesitamos.

Todas las personas experimentamos emociones y tenemos sentimientos y algunos de estos, nos son más saludables que otros. Todos los sentimientos y emociones producen reacciones fisiológicas en nuestro organismo como una excesiva sudoración, taquicardia, placer, dolor, etc.

El Dr. W. Dyer en su libro *Tus zonas erróneas*, explicó que la culpabilidad y la preocupación son probablemente dos de los sentimientos más inútiles que podemos experimentar los seres humanos.

Sentimos culpabilidad por acciones, omisiones y por pensamientos pasados, y este sentimiento que experimentamos nos hace volver una y otra vez al pasado, ahora, cuando nos encontramos en el presente y nos impide vivir plenamente el ahora por estar continuamente recordando y sufriendo por circunstancias pasadas.

Por el contrario, sentimos preocupación cuando no podemos dejar de pensar en acontecimientos futuros que no han sucedido. Una preocupación constante nos llega a generar una ansiedad continua e impide que nos situemos adecuadamente en el presente.

Al igual que ocurre con la culpabilidad, cuando sentimos preocupación malgastamos el valioso tiempo presente obsesionándonos con algún *posible* suceso futuro. Ya miremos hacia adelante (preocupación) o hacia atrás (culpabilidad), el resultado es el mismo, vivimos bloqueados sin ser conscientes del presente.

Es fácil encontrar ejemplos de culpabilidad y preocupación por todas partes, prácticamente los hallamos en todas las personas que se cruzan a nuestro paso. El mundo está poblado por personas que se sienten pésimamente por algo que no deberían haber hecho o asustados o consternados por cosas que podrían llegar a pasar. Nosotros, no somos una excepción.

> En definitiva, lo que producen en nosotros estas dos emociones, es no dejarnos vivir el momento presente de forma plena.

Bajo estas dos emociones nos encontramos en un estado de letargo que nos obliga a actuar, pensar, sentir y hacer en base a una identidad que no es la nuestra, nos situamos bajo un piloto automático y sin darnos cuenta, nos encontramos en un estado de supervivencia que contribuye a un mayor desgaste físico y emocional.

Minimalicemos sentimientos inútiles

> ¿Cuántas veces conduciendo hemos llegado a nuestro destino y no recordamos el camino tomado? O, ¿Cuántas otras veces no recordamos lo dónde hemos aparcado?
>
> Al igual que nos sucede en ocasiones al conducir un vehículo, conducimos nuestra vida bajo el control del piloto automático y nos dirigimos y tomamos decisiones a menudo, de forma totalmente inconsciente.

Padecer culpabilidad o preocupación continuas podría ser síntoma de *victimitis* de la cual hablaremos en profundidad más adelante. La necesidad continua de auto compadecerse sintiéndose culpable o preocupado puede ser inconscientemente una llamada de atención que hacemos para que terceras personas se compadezcan también de nosotros.

18. Como padres de un niño con autismo ¿Cómo actúa en nosotros la culpabilidad?

A menudo recae sobre nosotros, los padres, un gran sentimiento de culpa por el trastorno de nuestro hijo.

Las culpas que podemos sentir son múltiples, somos capaces de inventarnos mil y una causas para justificar tener culpa por todo lo que le acontece.

Durante las primeras etapas del diagnóstico, que se entremezclan con el proceso de aceptación de la discapacidad de nuestro hijo, se llega a sentir un profundo sentimiento de culpa por no entender el por qué, por no haber podido anticipar su trastorno, por no tener en nuestras manos una cura, culpa incluso por tener otro hijo al que no podemos dedicarle un tiempo mayor porque las necesidades de nuestro hijo con discapacidad monopolizan nuestra atención.

Sea como sea, pasando más tiempo del presente pensando en las circunstancias del pasado, todavía podemos acabar estropeándolo más.

¿POR QUÉ RESULTA TAN NECESARIO ELIMINAR LA CULPABILIDAD?

Hemos de empezar mirando al pasado como algo que jamás cambiará. El autismo de un hijo, por mucho que miremos hacia atrás y por mucho que busquemos posibles causas y/o culpables no desaparecerá. Cualquiera que sea la culpa que escojamos, por hacer, por no hacer, etc. ¡jamás logrará modificar el pasado! Por mucho que lo deseemos, nuestro hijo seguirá en el presente con su discapacidad, y es nuestra obligación acompañarle de una forma productiva.

No tenemos control ante la circunstancia de la discapacidad de nuestro hijo, no podemos evitarla, pero sí tenemos el control sobre lo que sentimos y sobre lo que podemos hacer frente a este hecho.

Tenemos el poder de elegir. Elegir liberarnos de un pasado, de un peso, el cual no podemos modificar, para trabajar en estrategias de utilidad en este mismo presente. Estrategias que de otra parte beneficiarán enormemente a nuestro hijo y a nosotros mismos.

> Si elegimos la culpabilidad por no poder impedir su trastorno, deberíamos preguntarnos lo siguiente:
>
> - ¿Cómo creemos que puede ayudarle a él, vivir en el pasado culpándonos o peor aún, compadeciéndonos de él y de nosotros mismos?
>
> - ¿Le estaremos aportando alguna solución?

Las respuestas son claras, el sentimiento de culpa no va a aportar ninguna solución productiva a la discapacidad de nuestros hijos y por lo tanto, ¡Paremos este sentimiento!

> Una amiga, madre de un niño de 6 años con trastorno de espectro autista, me comentó hace un tiempo que sentía gran culpabilidad cada vez que dejaba a su hijo en un casal especializado para poder pasar buenos momentos junto a su marido. Por las características del niño, ir con él a cualquier lugar era prácticamente imposible.
>
> No debe sentirse culpable, el niño va a percibir ese sentimiento y además, los instantes que tiene para disfrutar en pareja van a impregnarse de esa culpabilidad.
>
> En todo caso, debe sentirse bien consigo misma por haber encontrado un espacio en el que su hijo está bien atendido mientras la pareja disfruta relajadamente. Lo está haciendo muy bien y debe felicitarse por ello.

Nuestro hijo no es ajeno a nuestros sentimientos, son esponjas, son muy sensibles y vivir compadeciéndose de ellos, aunque sea de forma inconsciente, va a provocar en nosotros actuaciones y gestos determinados y que él va a percibir.

19. Como padres de un niño con autismo ¿Cómo actúa en nosotros la preocupación?

¡No debemos preocuparnos! Podemos pasarnos el resto de nuestras vidas preocupándonos por el futuro y no cambiaremos absolutamente nada.

La frase anterior puede parecer muy rotunda pero en el fondo, si examinamos el origen de nuestras preocupaciones, observaremos que en muchas ocasiones nos preocupamos por posibilidades las cuales a menudo, nunca llegarán a suceder.

No debemos confundir la preocupación con el hacer planes para el futuro, es decir, en vez de preocuparnos debemos ocuparnos. Los planes para el futuro iniciando actividades en el presente pueden contribuir a que ese futuro sea mejor, pero eso no es preocupación. No debemos confundir la ocupación con preocupación. Sólo es preocupación cuando ese pensar en el acontecimiento futuro nos llega a inmovilizar en el presente.

> A menudo nos preocupábamos por el futuro de nuestro hijo, preguntas sin respuesta como qué iba a ser de él cuando no estuviéramos, dónde estaría, cómo estaría, sería feliz...
>
> Hacernos estas preguntas una y otra vez, no

> nos aportaba ninguna solución y por supuesto a él tampoco, no nos aportaban tranquilidad y, por el contrario nos bloqueaban aún más, no dejándonos disfrutar de los acontecimientos felices del presente.
>
> Al final entendimos que la preocupación era totalmente inútil, aportaba cero resultados y no variaba el resultado en el futuro.
>
> Planificar el futuro por el contrario, emprendiendo pequeñas acciones desde el presente, lo cambia todo. La búsqueda de residencias (cuando corresponda y a la edad que corresponda), testamento, etc. son acciones que sí aportan soluciones en el futuro y nos dejan vivir conscientemente el presente, satisfechos porque nos hemos ocupado.

El tener un hijo con discapacidad nos ofrece una pequeña ventaja a la hora de discriminar lo que llamaríamos *pequeñeces o tonterías* o preocuparnos por cosas realmente importantes. Las dificultades que ofrece el día a día la discapacidad, nos hace ser un poco más selectivos a lo qué denominar "*problemas*" o simples contratiempos. Por ejemplo y no por menospreciar lo que para algunos padres puede llegar a ser un hecho muy problemático como lo es el no dormir las noches de un tirón, para los padres con un hijo con autismo por el contrario, no es más que una de las muchas incomodidades que nos puede ofrecer la discapacidad. Realmente, tener únicamente el "problema" de que nuestros hijos no durmieran una noche entera, sería una gran bendición.

No obstante, todo y tener mucho ganado en lo que se refiere a no preocuparnos por contratiempos, como el resto de personas, los padres con un hijo con discapacidad no dejamos de preocuparnos de vez en cuando por "pequeñeces" que no hacen más que hacernos malgastar minutos y horas de nuestro preciado tiempo.

No debemos ser extremistas, ya que anular completamente la preocupación de nuestras vidas no es un objetivo razonable, pero seamos coherentes, ¿Qué utilidad puede tener por ejemplo el preocuparse porque se nos ha estropeado el lavavajillas y porque la reparación puede ser costosa? ¿Realmente perder el tiempo, incluso irritarnos toda una tarde por un lavavajillas va a resolver la cuestión? ¿Podremos recuperar el tiempo qué hemos pasado irritados?

No se trata de resignarnos, se trata de comprender que perder nuestro valioso tiempo molestos, enfadados o preocupados no va a resolver la cuestión.

Por el contrario, hacer planes por supuesto que sí va a resolver la cuestión. Además, que es lo peor que nos puede suceder en el ejemplo anterior ¿lavar los platos a mano? Tampoco es tan nefasto si lo miramos desde otra perspectiva.

Mucho a lo que llamamos problemas, observándolos desde otra perspectiva, no lo son tanto.

Si por ejemplo nuestro hijo pasa malas noches, debemos planificar espacios durante el día en los que podamos turnarnos y descansar. Los progenitores podemos hacer turnos para repartir las noches, hasta incluso, pedir ayuda a familiares.

> Cada persona es distinta, a nosotros nos funcionó muy bien establecer unas rutinas muy concretas a partir de las ocho de la tarde. Fueron los siguientes:
>
> Nuestro hijo mira sus videos musicales preferidos mientras nosotros preparamos la cena, después una buena ducha relajante, la cena, la posterior higiene dental, el ver junto a él una serie televisiva (no muy agitada) y ponerse a dormir sobre las diez y media u once de la noche.
>
> También controlamos los azúcares que él ingiere y que son estimulantes, los juegos de la consola demasiado agitados, etc.
>
> Hemos conseguido dormir plácidamente, prácticamente a diario.

Por supuesto, todo es temporal y existen temporadas en las que nuestro hijo, todo y poner todo de nuestra parte, va a volver a dormir mal o a tener algunas conductas no deseadas. Lo importante es dar a esos problemas, la importancia real que se merecen y sobre todo, enfocarnos en encontrar una solución, no enfocarnos en el problema, porque el problema ya sabemos cuál es y pensar en él nos va a bloquear, nos a hacer pensar como víctimas de la situación e impedir encontrar una posible solución.

PREOCUPACIÓN Y PENSAMIENTOS DISTORSIONADOS

Ante muchos hechos, por ejemplo una crisis nerviosa de nuestros hijos, se nos activan de forma automática una serie de pensamientos que distorsionan nuestra capacidad de observar la realidad tal como es.

Es entonces cuando se nos activa la preocupación porque magnificamos en exceso lo negativo, nos aparecen pensamientos catastróficos acerca del futuro de nuestro hijo y generalizamos su conducta distorsionada pensando que seguirá siempre así. El que tenga una crisis nerviosa de vez en cuando no significa que empeore o que hallamos fracasado con los medios empleados para reducir su ansiedad.

Observémonos y veamos cómo actúan en nosotros estas distorsiones, percatándonos de ellas poco a poco podremos ir modificando nuestra actitud frente a las mismas e irlas corrigiendo. Debemos ser conscientes de ese enfoque distorsionado cuando observemos a nuestro hijo.

¿POR QUÉ RESULTA TAN NECESARIO ELIMINAR LA PREOCUPACIÓN?

La sociedad en la que vivimos a veces confunde el amor con la preocupación. Aprendemos esta relación amor-preocupación de pequeños, y la incorporamos a todas las relaciones que mantenemos a lo largo de nuestras vidas, con los padres, con la pareja, con los hermanos y por supuesto, con los hijos. Oiremos o repetiremos a menudo frases como *"Por supuesto estoy preocupada/o por él, es natural cuando quieres a alguien."* o *"no puedo dejar de preocuparme porque te quiero."*

La preocupación es endémica de nuestra cultura. Casi todo el mundo pierde una increíble cantidad de momentos presentes preocupándose por el futuro. Y todo ello no sirve de nada. Peor aún, es posible que nuestra preocupación anule nuestra eficacia en el presente.

Gran parte de nuestras preocupaciones se refieren a cosas sobre las que no tenemos absolutamente ningún control. Podemos preocuparnos todo lo que queramos por la discapacidad de nuestro hijo que ello no le aportará ni un ápice de buena salud.

Seamos un poco realistas, porque aunque no queramos reconocerlo, en el fondo está muy bien visto preocuparse por los demás, pero es un hábito malsano y fuera de toda lógica. Quedarse bloqueado pensando en cosas las cuales no tenemos ningún control no aporta nada a nuestros hijos.

> Una amiga me comentaba que sentía malestar por no sentir preocupación cuando su hijo adolescente salía los fines de semana.
>
> Al contrario de otras madres con hijos de la misma edad, ella descansaba y dormía plácidamente mientras su hijo no estaba, mientras las demás permanecían en vela y preocupadas por si sucedía algo, hasta que sus hijos no volvían a casa.

Por supuesto, a nuestros hijos adolescentes pueden encontrarse ante dificultades durante sus salidas, pero no debemos esperar lo negativo. Preocuparse más no es quererlos más..

En cambio, haber construido una relación paterno-filial basada en la confianza, sí será de gran utilidad porque llegada la hora, nuestro hijo será más capaz de tomar mejores decisiones y, si aun así se encontrara en dificultades, tendría la confianza necesaria para alertarnos y salir en su ayuda.

Una relación basada en la preocupación no es una relación sana, es una relación que muestra la falta de confianza en la otra persona, porque creemos que aquella no va a ser capaz de afrontar las situaciones que le depare la vida. Una mayor preocupación no es sinónimo de una mayor estima.

20. Minimalizar la preocupación

El minimalismo busca la simplicidad en los objetos, en las relaciones, en las agendas y en los pensamientos. Una buena planificación de nuestro tiempo y de las actividades futuras nos va a ahorrar parte de la preocupación por el futuro.

Anotemos en un papel aquello que nos preocupa del futuro, anotarlo nos será útil para, en primer lugar darle a esos pensamientos que nos bloquean la importancia que se merecen, ya que al escribirnos observaremos realmente la veracidad de los mismos y si éstos son realmente preocupaciones importantes, en segundo lugar, una vez cribadas las preocupaciones que realmente debemos atender, busquemos una estrategia para prevenirlas, pensemos que las preocupaciones en gran medida, se deben a pensamientos sobre una probabilidad que todavía no ha sucedido.

En resumen, no debemos pensar tanto y por el contrario, debemos actuar más, cuando empezamos a actuar, nos situamos en el presente y podemos comenzar a observar y crear el futuro que más deseamos.

21. Romper con la Victimitis

> "La mayoría de las personas gastan más tiempo y energías en hablar de los problemas que en afrontarlos."
>
> Henry Ford

Reduce la queja de tu vida

Por desgracia, frente a un sobresalto, algunas personas se quedan encalladas en el papel de víctima que culpa a los demás o a las circunstancias que los rodean, de sus infortunios. Rechazan cualquier sugerencia sobre cómo enfrentarse a lo que les ha sucedido y no dan ningún paso para superar sus dificultades.

Pensar como víctima hace que las personas nos sintamos desamparadas y, al culpar a los demás de la situación adversa, coloca la responsabilidad de conseguir una vida mejor en el exterior.

Ante algunas adversidades, y la discapacidad de un hijo es una adversidad muy dura, aflora en nosotros rápida y silenciosamente un gran enemigo, el victimismo.

Tal como describió Annie Marquier en su fabuloso libro *El poder de elegir*, cuya lectura recomendamos encarecidamente, la victimitis es una enfermedad mental muy extendida actualmente en nuestra sociedad. De hecho, la encontramos por todas partes y la televisión es una buena prueba de ello. Los programas del corazón, que no pierden audiencia, van repletos de este fenómeno.

> Esta enfermedad no pierde el tiempo y velozmente nos transforma en seres quejosos, ojerosos, fatigados y con afán de protagonismo.

El problema de este mal es que no somos conscientes de que lo padecemos y su cura está ligada principalmente, al reconocimiento del mismo.

Nosotros, como padres de un niño con discapacidad, no fuimos menos y experimentamos el mal de la victimitis.

Nos dimos cuenta que usábamos la discapacidad de nuestro hijo para compadecernos de nosotros mismos, pensábamos que eramos víctimas de las circunstancias que nos rodeaban y pensar así nos aliviaba, ponernos en papel de víctimas nos aportaba la explicación que deseábamos oír.

Reconocernos en el papel de víctima nos hizo comprender algo de lo que no habíamos sido conscientes, si nuestra vida tomaba una determinada forma, los responsables eramos nosotros y, podíamos elegir seguir sintiéndonos víctimas de nuestro entorno o por el contrario, responsabilizarnos de nuestros sentimientos y cambiar nuestras acciones.

Escogimos lo segundo y no fue fácil. A nuestra mente no le atraen las novedades, no le agradan las sorpresas y pretende una y otra vez volver a aquello que le proporciona seguridad, a aquello que le es conocido, su objetivo es alejarnos lo menos posible de nuestra zona de confort y, aunque no nos sintamos del todo bien en nuestra zona de confort siendo y actuando como víctimas, la realidad es que es lo único que conocemos y en donde nos movemos como pez en el agua.

> Podemos identificar rápidamente si padecemos victimitis, si con frecuencia experimentamos alguno de los síntomas que exponemos a continuación.
>
> - Sentimos que nada de lo que nos ocurre es culpa nuestra
> - Nos sentimos a todas horas estresados y fatigados
> - Estamos quejosos, no encontramos sentido a lo que hacemos
> - Sentimos que en todo momento tenemos razón, los otros no la tienen
> - Sentimos que sufrimos mucho
> - Nos preguntamos por qué nos ha tenido que pasar tal cosa
> - Sentimos, pensamos o decimos en voz alta, pobre de nosotros

La victimitis, para ser tratada, necesita que la persona que la padece se reconozca como tal, y no es una tarea fácil.

Nos creemos víctimas de la discapacidad de nuestros hijos, pensamos en cómo serían sus vidas sin el autismo, cómo sería la vida de sus hermanos y, reconozcámoslo, sobre todo pensamos en cómo sería nuestro día a día si nuestro hijo no padeciera ese trastorno. Y tenemos la respuesta: nuestro día a día sería prácticamente igual, porque encontraríamos mil excusas más para quejarnos y sentirnos víctimas de cuanto nos rodea.

El problema de nuestra felicidad no está en el exterior, en personas, en objetos o en circunstancias, si no somos felices es nuestra responsabilidad.

Ante la infelicidad tenemos la obligación de planificar, idear proyectos y emprender acciones para procurar salir de este estado tan negativo para nosotros y para los nos rodean, es decir, debemos responder y no reaccionar ante aquello lo que nos sucede.

> Atribuir la infelicidad de nuestras vidas a los demás y responsabilizarles de nuestra felicidad, es una exigencia demasiado elevada e injusta para las otras personas.

LA QUEJA

Resulta sumamente importante reflexionar sobre la queja, solemos quejamos por todo, porque sale el sol, porque llueve, porque hace calor o porque hace frío, porque tenemos que ir a trabajar o porque no tenemos trabajo, porque la comida está fría o porque la sopa quema demasiado, ¡Ah! y también no olvidemos que nos quejamos de hasta nosotros mismos, renegamos por todo.

> **Tomar consciencia de la queja:**
>
> Observémonos durante todo un día, desde que nos levantamos hasta que nos acostamos las veces que nos quejamos, nos sorprenderá. No somos realmente conscientes del número de quejas que emitimos al día. La gran mayoría de veces nos quejamos por cosas superfluas y pocas veces se trata de quejas constructivas. Incluso en ocasiones nos quejamos por imitación, la persona que tenemos al lado se queja y nosotros como loros repetimos o magnificamos esa queja.

Cuando nuestra mente se enfoca en algo, inconscientemente lo busca y lo encuentra. La queja genera más de lo que nos quejamos, "*el Universo*" nos ofrece más circunstancias para poder seguir quejándonos.

La queja, la mentira y el auto engaño, desgasta emocional, física y mentalmente. Sabiendo que la queja superflua no aporta nada, ¿Todavía vale la pena seguir quejándonos?

Espacio de reflexión

- Poner atención a nuestros pensamientos hacia nosotros mismos
- Poner atención en nuestras palabras
- Poner más atención en reducir la queja

Los hijos a menudo aprenden por imitación. Si queremos personas quejosas, fatigadas y estresadas, lo tenemos fácil, sigamos actuando como víctimas de cuanto nos rodea, ellos lo aprenderán fácilmente.

22. Victimitis y minimalismo

Observémonos, ¿Cuánto tiempo prestamos cada mañana a nosotros mismos? ¿Qué prendas escogemos cada día para vestirnos? ¿Lo primero qué encontramos en el armario? ¿A menudo nos ponemos las mismas prendas de vestir? ¿Nos importa cómo nos vemos a nosotros mismos?

Si bien el minimalismo en parte, es la reducción de todos los enseres personales a lo imprescindible, éste no está reñido con el querernos y querer mostrar lo mejor de nosotros mismos.

Como vamos vestidos, peinados y arreglados o desaliñados, es una muestra de cómo tenemos nuestra autoestima y también de si nos sentimos víctimas del exterior.

Si bien es cierto que para estar bien por fuera debemos estar bien por dentro, podemos invertir el proceso, empecemos a cuidarnos por fuera para sentirnos mejor por dentro. Forcemos a nuestra mente ya que si salimos cada mañana, con el mejor aspecto posible, estaremos generando un estímulo para no sentirnos tan mal.

Para ello, ordenemos y seleccionemos cuidadosamente la vestimenta, desechar aquella muy gastada, la que ya no nos vale, la que no nos ponemos. Si utilizamos maquillaje, efectuaremos la misma selección. Pensemos que con poco y de buena calidad, ganaremos tiempo en ordenar, seleccionar y nos sentiremos mucho mejor.

No existen excusas, la comodidad no está reñida con la belleza y la sencillez.

Una estrategia que no puede faltarnos es, levantarnos más temprano cada mañana para tener un tiempo para nosotros y empezar el día sin prisas y con aires de renovación, nosotros somos los creadores de nuestro día.

Tener tiempo para el cuidado personal es imprescindible y éste ha de formar parte de nuestra rutina diaria matutina, el aseo, el peinado, el maquillaje, etc.

Cuando nos comenzamos a cuidar, nos impregnamos de una nueva energía mucho más positiva que nos empuja a entender que sí que valemos.

Y nuestros hijos, ¿cómo tienen su habitación, sus cajones, su escritorio? ¿Qué ropa les ponemos por las mañanas? A ellos, al igual que a nosotros, un cambio exterior les hace sentir mejor y les aporta mayor seguridad.

Busquemos qué olores le gustan para el jabón de la ducha, qué peine les gusta, qué cuchilla o máquina de afeitar, si fuera el caso, qué ropa prefiere, ¿la prefiere con fotos de su ídolo? ¿Le gusta alguna gorra en concreto? Busquemos todo aquello que les guste más, y que sólo tenga eso, no hace falta tener mucho de todo. Si tienen pocas prendas, será más fácil que ellos mismos las seleccionen, es decir, serán más autónomos y todo estará mejor ordenado y a su alcance.

Al empezar el día nuestros hijos, al igual que nosotros, también se habrán impregnado de positividad, empezarán el día con más ilusión y motivación.

23. Poner freno a los pensamientos limitantes

> "Vivimos a la altura de nuestras limitaciones y no de nuestras posibilidades."
>
> *Reinventarse*. Mario Alonso Puig

> "Lo consiguieron por que no sabían que era imposible."
>
> Jean Cocteau

Cuando nuestro hijo era más pequeño, era incapaz de distinguir los colores y nosotros preocupados, insistíamos diariamente en su aprendizaje. Iba creciendo pero él no aprendía. Un día parecía saberlos y al otro, parecía haberlos olvidado por completo.

Nos sobrepasaba la preocupación, ¿Cómo iba a ser capaz de cruzar un semáforo si no distinguía el verde del rojo?, verbalizábamos nosotros.

Un día, esa cuestión nos dejó de preocupar.

Seguro que muchos conoceréis a una de las protagonistas de *Mujeres Desesperadas*, Eva Longoria.

En una intervención durante un acto benéfico, la famosa actriz, hermana de una persona con síndrome de Down explicó muy emocionada que su familia se preocupaba desmesuradamente porque su hermana no sabía atarse las zapatillas de deporte y lo que ello representaba para su autonomía diaria. Pues bien, un día descubrieron las zapatillas deportivas con velcros para adultos y, se acabó el problema.

Es muy sencillo, nos enfocamos en algo muy concreto y no vemos más allá de las limitaciones que tenemos delante y a veces, esas limitaciones las colocamos nosotros mismos.

Nuestro hijo, hoy en día no solamente distingue el color verde del rojo, sino que es él el que nos obliga a pararnos ante el semáforo y nos indica cuando pasar y cuando no pasar.

No olvidemos que la mente humana es caprichosa, nuestro hijo tampoco sabe atarse los cordones de los zapatos, pero en cambio esquía, patina y nada a la perfección, que no tenga habilidad para una cosa, no significa que no la tenga para muchas otras más que le proporcionen felicidad.

LAS CREENCIAS

Son las normas que rigen nuestra vida, las reglas según vivimos, según los que actuamos. Son los principios de acción que nos hacen actuar como si fueran ciertas. Se construyen a base de nuestras experiencias.

Existen las creencias potenciadoras y las creencias limitantes.

Las limitantes son aquellas normas o reglas, según las cuales pensamos, actuamos y nos hablamos como: *"no soy capaz de hablar en público, el deporte se me da fatal, siempre tengo mala suerte..."* y nos impiden marcarnos objetivos o conseguir los que hemos logrado pautar. Es decir, son lo que creemos acerca de nosotros mismos y también de los que nos rodean, como por ejemplo, de nuestros hijos, y que nos impiden movernos hacia adelante. En realidad son obstáculos en nuestro camino, sin los cuales podríamos ser mucho más felices y eficientes.

La clave está en sustituir las creencias limitantes por potenciadoras. Las limitantes no son inamovibles, sino que cambian como resultado de nuevas experiencias o de una acción consciente de cambiarlas.

La manera más sencilla de identificar creencias limitantes es a través del lenguaje que utilizamos, es decir, que todo lo que nosotros digamos o pensemos que es el mundo, es en lo que el mundo se convertirá para nosotros. Por ello es tan importante que nuestro lenguaje se adapte a la situación. Las expresiones *"soy incapaz de lograrlo, soy inútil, nunca me sale nada bien, etc.",* la elección de estas palabras es un proceso inconsciente que revela la forma de pensar de la persona.

Minimalicemos sentimientos inútiles

Al igual que lo que sucede con los pensamientos y emociones, estamos repletos de creencias limitantes, vivimos colmados de ellas, sobre todo en relación a la discapacidad de nuestro hijo.

Debemos de redimensionar esas situaciones, haciéndonos ver que es posible desembarazarse de dichas creencias a menudo, irreales.

Solemos pensar de nuestros hijos *"no será capaz"*, *"no podrá"*... Dejemos de pensar limitadamente acerca de nuestros hijos, además, resulta mucho más útil pensar en lo que de entrada él sí es capaz.

CAPÍTULO 6
LOS BENEFICIOS DEL PENSAMIENTO POSITIVO

24. Inteligencia emocional: nuestro hijo

> "Soy un optimista.
> No parece muy útil ser otra cosa"
> Winston Churchill

Siempre existe una forma de seguir adelante

La inteligencia emocional consiste en la capacidad que tenemos todos los seres humanos para identificar las emociones propias y ajenas y, actuar en consecuencia para beneficiarnos de ellas de forma positiva para todos. Consiste en observar nuestras emociones ante ciertos estímulos e intentar controlarlas, para que no provoquen reacciones en nosotros que no deseamos, y también consiste en observar las emociones de la persona que se relaciona con nosotros para actuar de la manera más adecuada. Debemos responder ante las situaciones, no reaccionar ante ellas.

> La diferencia entre reaccionar ante las circunstancias o responder a ellas:
>
> **Reaccionar:** Se refiere a un reflejo que ocurre sin ningún pensamiento consciente, y sin valorar ninguna alternativa.
>
> **Responder:** Indica que las acciones tras una situación adversa están guiadas por una serie de elecciones conscientes.

Los beneficios del pensamiento positivo

En el supuesto de nuestro hijo, desarrollar una profunda inteligencia emocional puede sernos de utilidad para:

En primer lugar, entender que aunque no tengan la habilidad o capacidad de comunicar y expresar mejor o peor, no significa que no piensen o que no tengan intención de comunicar pero no encuentran el modo o el mecanismo para hacerlo. Nuestros hijos pueden frustrarse rápidamente por varios motivos, uno por ejemplo, sería por no entender qué les sucede cuando sienten malestar (dolor de cabeza, de barriga, un resfriado, etc.) y malestar por no entender los cambios que suceden a su alrededor, y otro, sería por ejemplo, por no tener la habilidad de comunicarse adecuadamente y de hacerse entender ante los demás.

En segundo lugar, para empatizar más con nuestro hijo en el momento en el que aparezca una crisis nerviosa. Entender que si él está en plena crisis, es inútil que intentemos razonar con él en ese preciso momento, porque su "cerebro racional" no se encuentra activo en ese instante. Lo ideal en estas situaciones es hablarle con seguridad y firmeza, explicándole que todo está correcto, que estamos a su lado y estamos con él. Intentar que nos mire a los ojos, para transmitirle tranquilidad. Hemos de actuar con compasión y empatizar con él, ya que algún desencadenante ha provocado su reacción. Entender que él no es la crisis o la conducta disruptiva, él no la quiere tampoco. De hecho, tras una crisis sienten una profunda tristeza y abatimiento, nuestro hijo incluso habla de temor hacia él mismo.

Debemos de entender que nuestros hijos, en ese preciso instante, no tienen la capacidad de romper con esa situación, con ese sentimiento negativo que les invade y de hecho, si pensamos en nosotros, seguro que hemos sufrido en primera persona alguna situación en las emociones nos han superado, que nos hemos estresado, o enfadado muchísimo y hemos perdido el control.

Los beneficios del pensamiento positivo

Cuando estamos inmersos en ese estado emocional tan negativo y a su vez tan fuerte, no somos capaces de pensar con claridad y no es, hasta que nos tranquilizamos, que somos conscientes de nuestro estado anterior.

Por supuesto lo mejor es con el tiempo, observar cuales son las situaciones que provocan esos estados de ánimo a nuestros hijos para poder evitarlas, pero no siempre lo conseguiremos.

Nosotros, a través de nuestro crecimiento emocional podremos adquirir nuevas habilidades para afrontar estas situaciones y encauzarlas de forma más productiva. Los padres jugamos un papel fundamental en el estado emocional de nuestros hijos y, ante situaciones en las que nuestros hijos muestren su frustración con rabietas o incluso con violencia (autolesionándose o lesionando a terceras personas) cuanta más alteración mostremos nosotros, con nerviosismo, agitación, frustración o incluso arrancando a llorar, más alteración causaremos en nuestro hijo ya que estaremos retroalimentando su rabieta o ataque de ira.

De pequeño, nuestro hijo no tuvo grandes rabietas, por el contrario, la característica principal fue gran pasividad, pero con los años y sobre todo con la llegada de adolescencia, su forma de enfrentarse al mundo exterior se transformó experimentando fuertes alteraciones de conducta. Su frustración por no entender que el mundo es cambiante y a veces no predecible es el gran detonante de sus crisis más intensas.

Sin duda, con la observación hemos aprendido a evitar muchas de esas crisis pero quizás de lo que estamos más satisfechos, es que hemos aprendido a contener nuestras emociones más destructivas cuando no hemos podido evitar una crisis. El estar templado en esos momentos nos ha aportado una gran ventaja a la hora de afrontarlos y, sobre todo lo que hemos observado gratamente es que nuestro hijo no llega a estados de ira tan fuertes como los de antes y, se repone a ellos de forma mucho más rápida.

Todos hemos salido beneficiados ya que al normalizar la situación en casa, nuestro otro hijo de 13 años nos ha comentado que se siente mejor y más tranquilo porque las situaciones violentas las llevamos mejor a nivel anímico y tras ellas recuperamos la normalidad inmediatamente. De hecho, alguien dijo alguna vez, que de todo se aprende.

25. La calidad de nuestros pensamientos

Como citó Eckart Tolle, la causa principal de infelicidad nunca es la situación sino nuestros pensamientos sobre ella.

Es indudable que la felicidad en nuestras vidas depende de algo tan básico como lo es la calidad de nuestros pensamientos y, según diversos estudios gran parte de la población emplea hasta el 50% de las horas del día en pensamientos que nada tienen que ver con lo que está haciendo en esos momentos. Esta forma de "*divagación mental*" o incluso, estar con "*el piloto automático*", o dicho de otra forma, no estar viviendo plenamente en el presente, nos produce sin ser conscientes de ello, sentimientos de infelicidad y de vacío en relación a nuestras vidas.

Los seres humanos tenemos aproximadamente unos 60.000 pensamientos al día y el 90% de estos pensamientos se repiten todos los días, son por decirlo de alguna forma, idénticos unos de otros. La gran mayoría de esos pensamientos son "*inútiles*", se trata en su mayoría de lamentaciones, quejas y miedos. Todos estos pensamientos nos restan energía. Pero además, tenemos otros tantos pensamientos negativos como la envidia, la ira, los celos, la pena, la frustración, los catastrofistas, etc. Pasamos el 80% de nuestro tiempo pensando en cosas negativas que no sucederán. Sufrimos más con lo que imaginamos que va a suceder que con lo que realmente sucede.

Los beneficios del pensamiento positivo

Una mente negativa como la que mostramos nunca podrá darnos una vida positiva. Empecemos a minimizar los pensamientos negativos para sentirnos mejor mental y físicamente. Está comprobado que los pensamientos negativos disminuyen la eficacia del sistema inmunitario, sufrimos más resfriados, nos sentimos más fatigados, la calidad del sueño disminuye, descansamos peor, etc.

Los pensamientos positivos como lo son la alegría, el goce y el amor, nos permiten acumular fuerza interior y nos capacita para ser más productivos, para pensar más y mejor. sobre todo, producen en nosotros un cambio de mira, y consiguen algo muy importante y al que no le prestamos la suficiente atención, hacen que pongamos el foco en lo que queremos conseguir y no en lo que no queremos conseguir. Parece una circunstancia banal pero la diferencia es fundamental, ya que si nos enfocamos en lo que no queremos, seguiremos igual, enfocados en lo negativo: *"no quiero esto, no quiero lo otro, no puedo con esto, no puedo con lo otro, no lo consigo, no conseguirá hacerlo, no podrá, no puede, etc."* en cambio si dirigimos el foco hacia lo que sí deseamos: *"quiero esto, puedo con eso, conseguiré lo otro, podrá con ello, lo conseguirá, etc."* nuestro punto de mira, nuestro lenguaje, la sensación solamente al pensarlo, nos cambia completamente y cambiará a los que nos rodean.

Además, cultivar pensamientos y emociones positivas es un gran escudo frente a los avatares negativos de la vida. No sólo suponen un antídoto para las ocasiones negativas, sino también nos permiten desarrollar nuestra capacidad de resiliencia.

La vida no siempre resulta fácil. La capacidad de resiliencia, es decir, la capacidad para superar mejor las adversidades, nos ayuda a recuperar el nivel de bienestar de forma más rápida tras las turbulencias vividas. Siempre existe una forma de caminar hacia adelante.

La felicidad tiene que ver sobre todo, con una actitud positiva ante aquello que nos ocurre y no tanto con aquello que nos ocurre. Las personas que son optimistas también tienen desdichas como todas las demás, pero su recuperación de las mismas es mucho más acelerada, y no tardan en volver a la felicidad anterior, mientras que las personas más pesimistas por el contrario, parecen aferrarse a la desdicha.

El autoconocimiento nos dará la llave para identificar las emociones que tenemos y con el tiempo, a saber reaccionar como deseamos ante ellas.

¿Nos hemos planteado alguna vez el por qué cuando tenemos un mal día en el trabajo somos capaces de hacer que ello no interfiera demasiado en nuestra vida laboral pero al llegar a casa nos sentimos agotados/as física y mentalmente, todo nos irrita y acabamos discutiendo con la pareja?

Además de aprender a identificar las emociones que nos envuelven, como la tristeza, el enfado, la decepción, etc. debemos aprender a reaccionar ante ellas de forma más constructiva para nosotros y para aquellos que nos rodean.

26. Positivismo o enfocarse en lo positivo

"Te conviertes en lo que le das a tu atención."

Epicteto

Pensar en el positivismo como el poner el foco en los pensamientos positivos y en las situaciones que nos son favorables.

Tan importante es reducir las experiencias negativas como aumentar las positivas, de hecho, es mucho más útil enfocarse en aumentar las experiencias positivas que no en reducir las negativas.

Las experiencias positivas y agradables nos revitalizan, está comprobado que refuerzan nuestro sistema inmunitario y nos aportan mayor fortaleza para mantenernos y reponernos ante circunstancias adversas, es decir, aumenta nuestra capacidad de resiliencia.

Es muy importante aprender a pensar en positivo, es decir, emitir *"ondas"* positivas que nos produzcan alegría, nos permitan sentir gratitud, nos hagan sentir sanos, así como descartar aquellas que producen mal humor, disgusto, nos irritan, nos ocasionan miedo o nos provocan tristeza.

Reflexionemos un momento, ¿todavía pensamos que nuestro estado emocional no afecta a los que nos rodean y en especial a nuestros hijos? ¿qué si sentimos una profunda tristeza o miedo ellos no lo van a sentir? recordemos que nuestros hijos se im-

Los beneficios del pensamiento positivo

pregnan de lo bueno y de lo malo, nosotros somos unos grandes ejemplos para ellos y al igual que les contagiamos nuestra felicidad y alegría en momentos agradables, también les impregnamos de inseguridad, mal humor y nerviosismo en los momentos no tan agradables. Seguro que habréis podido comprobar en muchos momentos como, cuando nos sentimos fatigados y decaídos, cualquier acción de nuestros hijos nos va a irritar con mayor felicidad. Pero es que nuestros hijos, que no son ajenos a nuestras emociones, en esos momentos suelen mostrarse más irritables todavía. Son unos grandes espejos de lo que expresamos sin verbalizar.

Por el bien de nuestros hijos y del nuestro propio, debemos aprender a rebotar todo lo negativo y resaltar lo positivo.

Quizás no podamos controlar el tiempo atmosférico, el tráfico o el humor de quienes nos rodean, pero tened por seguro que podemos controlar nuestra actitud hacia estos hechos. Tenemos el poder de elegir cómo actuar ante las circunstancias sobre las cuales no tenemos ningún poder.

Ser positivo o enfocarnos en lo positivo no es negar que no pasa nada en situaciones difíciles, es normal y necesario sentirse deprimido o triste ante situaciones adversas. Tener una actitud positiva es conocer lo negativo pero vivir en lo positivo. Es saber y creer con certeza que mañana será mejor. Es potenciar nuestra capacidad de reponernos mejor y más rápidamente de las adversidades.

La diferencia entre una persona positiva y una persona negativa es que la positiva espera que le sucedan cosas buenas y la negativa espera que le sucedan cosas malas.

Los beneficios del pensamiento positivo

Lo que nos sucede no lo podemos cambiar. Es a partir de aquí cuando las cosas nos dan la oportunidad de tomar protagonismo y decidir qué hacemos frente a lo sucedido, observarlo y aprender de ello, avanzar y crecer.

Como explica de forma muy entendedora el Dr. Mario Alonso Puig, las emociones negativas como la tristeza, el miedo, la ira,...generan una serie de sustancias químicas que activan nuestro sistema inmunológico frente a la amenaza, y ello conlleva a la síntesis de sustancias producen alteraciones biológicas en nuestro organismo que son muy perjudiciales cuando nos sometemos a ellas de modo recurrente. Algunas de sus manifestaciones externas son la psoriasis, la caída del cabello, el estrés, la úlcera de estómago... y hasta cáncer.

No reconocer nuestras emociones negativas y/o no buscar ayuda para tratarlas, no solamente nos dañará físicamente sino que además, no va a cambiar las circunstancias externas que las han originado.

SONREÍR SIEMPRE

Somos grandes admiradores del Dr. Mario Alonso Puig y, le hemos oído en más de una ocasión, contar la anécdota de una paciente con fuertes dolores de estómago. El Dr. tras leer el historial de informes que traía consigo la mujer (tardó más de 3 horas en leérselos) le recetó, sonreír a su jefe. La mujer, perpleja, le replicó bastante decepcionada *"pero mi jefe no se lo merece"*, a lo que él le contestó, *"no se lo digo por su jefe, se lo digo por el bien de usted."* Pues bien, a los tres meses la mujer volvió a la consulta y explicó al doctor que sus malestares habían desaparecido, que era mucho más feliz y que su jefe, estaba más contento y de buen humor. Trabajar en la oficina había cambiado al 100%.

Todavía no somos capaces de percibir el poder de la sonrisa, sobre nosotros y sobre aquellos que nos rodean, en especial sobre nuestros hijos.

Sonreír y reír, desencadena procesos bioquímicos muy beneficiosos para nuestro organismo, produciendo una sensación de bienestar tanto física como psicológica. Hace más de un siglo Sigmund Freud atribuyó a las carcajadas el poder de eliminar de nuestro organismo la energía negativa.

> "Una sonrisa cuesta menos que la electricidad y da más luz."
>
> Proverbio escocés

Durante la risa se contraen más de 12 músculos faciales, músculos del pecho, del abdomen y el diafragma y con una carcajada se ponen en marcha cerca de 400 músculos, incluidos algunos del estómago que sólo se pueden ejercitar con la risa.

Al sonreír, lo que verdaderamente estamos provocando es enviar un mensaje a nuestro cerebro de que todo va bien, todo está correcto y sobre los demás causa un poder todavía muy infravalorado.

¡Sonreíd siempre! Provocaremos en nosotros y en los que nos rodean, en especial a nuestros hijos, un profundo sentimiento de bienestar y seguridad.

Es importante relativizar y reírnos también de nuestra situación, tratar de poner un poco más de humor a la misma, ya que reírse de determinadas circunstancias nos ayuda a otorgarles distancia, desdramatizar las situaciones.

Yo, cuanto peor está mi hijo, más procuro sonreír. En primer lugar, intento transmitir a mi cerebro que todo está en orden, que no hay nada por lo que temer, procuro no preocuparme por una posible crisis que todavía no ha sucedido, en segundo lugar, le transmito a él lo mismo, seguridad, certeza de que todo está en orden.

> Ejercicio: sonreír aunque no os apetezca
>
> ¿Cómo aumentar nuestros pensamientos positivos?
>
> - Ser agradecido
> - Entrar a tu mente para ver lo positivo en cada situación (es mejor crearse preguntas como ¿para qué me sirve esto que me pasa? ¿Qué he aprendido de lo sucedido?, en vez de ¿Por qué a mí? que nos sitúa en una posición victimista, creando culpabilidad, impotencia, etc.
> - Querer ser mejor y superarse
> - Proponerse objetivos y tratar de conseguirlos
> - Pensar que no hay edad para el cambio.

27. El poder de la gratitud

No esperemos nada de la vida, a menudo nos formulamos mal la cuestión. Nos debemos preguntar qué es lo que espera la vida de nosotros. Preguntémonos qué valores podemos ofrecer.

Agradecer cada día las cosas positivas que nos han ocurrido nos aporta múltiples beneficios. Incluso de las cosas negativas, si nos hacemos las preguntas adecuadas, como "¿qué puedo yo sacar de bueno de la situación que me está pasando?" también podremos sacar beneficios y agradecer.

Agradecer diariamente nos ayuda a poner el foco en el presente y a focalizarnos en las cosas agradables que nos han sucedido y, a su vez, al recordarlas, volver a sentir la misma emoción positiva de alegría y felicidad.

Es más, demos las gracias siempre que tengamos la ocasión, aunque las cosas salgan mal, ya que es cuando salen mal, cuando aprendemos a gestionar los momentos difíciles y nos hace a crecer como personas.

De otra parte, agradecer a los demás nos ayuda a comunicarnos mejor con los que nos rodean, resaltar los encuentros positivos y a su vez, hará que aquellos que nos rodean se sientan mejor.

A menudo, inconscientemente nos enfocamos en las cosas, acciones y actitudes negativas o desfavorables, y toda nuestra energía se desvía en poner el foco en ello. Cuando alguien nos hace algo que no debiera o encontramos una situación injusta, solemos reaccionar con fuerza y no dejamos de pensar en ello, en lo injusto del caso, en cómo podíamos haber reaccionado, el por qué ha sucedido, y así podríamos pasarnos horas.

En cambio, son pocas las veces en las que cuando las cosas salen bien, o alguien es amable con nosotros, nos hace un favor o simplemente hace su trabajo a la perfección y quedamos gratamente satisfechos, lo agradecemos. No cabe duda que no ponemos esa misma energía.

Cuando suceda algo bueno, no supongamos que ha de ser así, que es obligación de otros hacerlo bien porque le pagan, etc. por supuesto que le pagan, pero una buena gestión con una sonrisa o una buena gestión con malas caras, todos sabemos que no es lo mismo. ¡Agradezcamos! Agradezcamos de corazón. Si es preciso, al principio forcemos nuestro agradecimiento, entrenemos a nuestra mente, poco a poco nos transformaremos, seremos más cordiales, y eso es lo que a cambio también encontraremos sin pretenderlo, una mayor gratitud hacia nosotros.

Muchos de nosotros dependemos en muchas ocasiones de los abuelos y de cuidadores. El papel de éstos en el cuidado de nuestros hijos a menudo es fundamental para que nosotros, los padres, podamos conciliar nuestra vida laboral con la familiar y a su vez, podamos descansar de vez en cuando.

A menudo, tenemos tan asumida esa ayuda que no recordamos el agradecerles con mayor frecuencia esa formidable ayuda que nos prestan. ¡Agradezcamos el esfuerzo que ellos hacen por nosotros!

CAPÍTULO 7
APRENDER A CUIDARSE
PARA CUIDAR A LOS DEMÁS

28. Aprender a cuidarse

>Es importante estar bien, sentirse bien
>y que eso ocupe un lugar importante en nuestras vidas.

Estamos llegando al final de este libro y el propósito de éste, no ha sido más que intentar tratar de hacer que vuestra vida y la de aquellos que os rodean, una vida un poco más placentera y feliz.

Si de las múltiples lecturas de las que con gusto he disfrutado, me hubiera de quedar con una cita que intentara identificar el mensaje que queremos transmitir con la lectura de este libro sería la siguiente de La Madre Teresa de Calcuta:

>"Que nadie llegué jamás a ti sin que al irse se
>sienta un poco mejor y más feliz."

Es imprescindible aportar algo positivo en la vida de todos aquellos que nos rodean o aquellos que se cruzan con nosotros, pero para ello, es importante dedicar este último capítulo a cuidarnos, porque si nosotros no estamos bien, no podremos atender adecuadamente a aquellos que más nos necesitan.

A menudo los padres, hemos buscado y probado diferentes terapias convencionales y complementarias o alternativas (algunas con mejores resultados que otras), en busca de una mejoría en nuestros hijos, pero nos hemos dejado la que quizás, sea la más importante de las terapias para ellos, el procurar también, nuestro bienestar y felicidad.

Dicho esto, para vivir más tiempo, más feliz y con mayor salud hay que ser proactivo. No esperemos que la felicidad y la salud inunde nuestras vidas como por arte de magia, la felicidad y la salud se consiguen poniendo a cada una de nuestras células a trabajar en ello.

> El concepto de proactividad fue acuñado por el psiquiatra Viktor Frankl, prisionero del régimen nazi. Más tarde el término se hizo popular gracias a numerosos libros de autoayuda como es el de Steven Covey, "*Los Siete hábitos de la gente altamente efectiva*".
>
> La actitud proactiva sería aquella en la que un individuo decide actuar de forma consciente para trabajar en aquello que puede ayudarle a estar mejor, el individuo no se limita a una toma de decisiones sino que emprende de forma activa las acciones necesarias para llevar a cabo lo decidido.

Son muchas las personas que renuncian a sus sueños, unas, por miedo a fracasar no lo han intentado nunca, unas otras, por no atreverse a salir de su zona de confort, y otras simplemente, están tan ocupadas en cosas superfluas que no se han molestado a gastar un tiempo de sus vidas a saber o recordar cuales son sus sueños.

De hecho es fácil renunciar a nuestros sueños o ni siquiera pensar en ellos cuando te absorbe día a día la atención de un hijo con discapacidad.

Vivimos con la inercia, pero no con ilusión. A veces de hecho, sobrevivimos. Todo ello es un gran error y en realidad, no deja de ser una excusa que se busca nuestra mente para no salir de la zona de confort.

Al final de nuestros días no nos vamos a arrepentir de lo que hemos hecho, nos arrepentiremos de lo que no hemos hecho, de no vivir la vida deseada, de no elegir nuestra propia vida, de permitir que los demás y las circunstancias decidieran por nosotros. Somos responsables de nuestra propia vida y sólo con una vida vivida como deseamos nos sentiremos plenos. La elección está en nosotros mismos. No podemos elegir las circunstancias pero sí, cómo vivirlas.

No se trata de tomar una gran decisión, lo que somos hoy es fruto de pequeñas decisiones diarias. Cada día tomamos infinidad de pequeñas decisiones y a menudo, tomar el camino fácil, cómodo o barato, nos lleva al final por el camino no deseado.

Nuestra vida es algo más que el cuidado de nuestro hijo, por supuesto es una parte muy importante, somos responsables de él desde que decidimos tenerlo, pero no convirtamos nuestra vida exclusivamente en su cuidado. Si nosotros tenemos una vida con más sentido, podremos dar más sentido a la vida de nuestros hijos ¿Cómo podremos hacer feliz a nuestros hijos si no lo somos nosotros? ¿Qué ejemplo les estaremos dando?

29. ¡Querámonos!

> "El ser humano pasa la primera mitad de su vida arruinando la salud y la otra mitad intentando restablecerla."
>
> Joseph Leonard Goldstein

¿Nos queremos lo suficiente? ¿Realmente nos queremos tanto como queremos a los demás? ¿Estamos seguros/as?

Estar siempre disponible para todo el mundo es síntoma de quererse muy poco. No nos sobrecarguemos. Tenemos que dejar ir, dejar las urgencias y el querer "*apagar fuegos ajenos*" y pensar en uno mismo. Nadie es imprescindible y menos, si está fatigado y angustiado.

No siempre ayudando, se ayuda.

No se trata de egoísmo, si nuestro trabajo, nuestros quehaceres, el espacio con nuestros hijos, etc. está impregnado de entusiasmo, calidad personal y paz, el resultado va a ser mucho más favorable para nosotros y mejor para nuestros hijos.

Espacio de reflexión

Aprende a decir no, sobre todo cuando necesitas descansar.

Reflexionemos un momento acerca de cómo nos hablamos a nosotros mismos, "*se me ha olvidado, ¡qué cabeza tengo!*", "*soy muy vaga*", "*soy un poco perezoso*", "*soy un desastre*", ...nos hablamos mal, nos castigamos continuamente con nuestras palabras.

Visualicémonos estando por casa, ¿qué atuendos llevamos?, una cosa es ir cómoda o cómodo y otra muy distinta es ir con "*trapos*", es decir la ropa vieja del armario, con alguna pequeña mancha de lejía o incluso algún agujero.

Reflexionemos una vez más sobre por ejemplo, la vajilla que utilizamos de diario ¿Tenemos una vajilla o vasos y platos, tazas de diario y otros mejores para cuando vienen invitados? ¿Es qué no nos merecemos lo mejor? Si se rompen o se estropean, ¡No pasa absolutamente nada! ¡Precisamente los compramos para ser utilizados no para tenerlos en el fondo de un armario acumulando polvo y grasa!

> Pensad en vosotros como si fuerais vuestro coche.
>
> Le hacemos las revisiones que corresponden, los cambios de aceite, de filtro,... Cuántas veces hemos ido al taller mecánico porque escuchamos el mínimo ruido extraño, cuando nos percatamos de una bombilla fundida, cuando nos damos cuenta que gasta más gasolina de lo que debiera, incluso para reparar algún golpe en la chapa.

> Sí, podréis contestar, el coche vale mucho dinero y se debe hacer, dejar el ruido que vaya a más podría significar una reparación más importante y costosa,...
>
> Pero ¿y nosotros? por qué nos conformamos para nosotros con tan poco? ¿Por qué nos conformamos con ir tirando a medio gas?

No nos pongamos excusas como las que siguen a continuación: "*yo es que ya tengo suficiente con estar pendiente del niño*", "*no tengo tiempo para mí*", "*el niño no duerme bien*", o afirmaciones tan absurdas como "*yo soy más bien de estar activo por las noches*".

Por supuesto podremos tener días en los que nuestros hijos no se encuentren bien, pasemos noches en vela por ellos,... o bien, nos encontremos mal de salud. En estos días no vamos a tener la vitalidad pero lo normal es levantarse con energía y que ésta nos dure hasta la noche.

Comprobamos continuamente que en la sociedad en la que vivimos una multitud de personas se levantan cansadas, con dolores musculares, migrañas, tensiones, etc., y lo aceptan con normalidad.

Lo natural es tener salud, lo que no significa meramente la ausencia de enfermedad. En un estado óptimo de salud rebosamos vitalidad, irradiamos entusiasmo, brillamos e iluminamos a los demás con nuestra sonrisa. Literalmente hemos de "*comernos*" el día, "*comernos*" el mundo entero cuando nos levantamos. No debemos conformarnos con menos.

Existen varios factores como un descanso reparador, la alimentación, la actividad física así como la realización de actividades que nos ayuden a mantener una buena salud mental, estos factores actúan en sinergia.

30. Cuidarnos a través de la alimentación

> "Que tu alimento sea tu medicina y que tu medicina esté en tu alimento."
>
> Hipócrates

Ha de ser una obligación alimentarse bien. La persona que come en exceso, que consume alimentos refinados, procesados y que sigue una dieta poco equilibrada, derrocha mucha energía en contrarrestar estas sustancias que, además nos aportan muy poco. El resultado es que nos sentimos sin ganas de movernos, cansados e incluso tristes.

> "No deberíamos comer sólo por gusto. Pasar por la boca es un momento, digerirlo y eliminar los tóxicos son horas y mucha energía empleada para ello."
>
> *El aprendiz de Yoga*. Swami Danda

La famosa frase de Hipócrates, padre de la medicina moderna, que vivió unos cuatrocientos años antes de Cristo, "Que tu alimento sea tu medicina y que tu medicina esté en tu alimento" sigue resonando sorprendentemente en nuestra época.

La alimentación es esencial para la vida. Los alimentos aportan a nuestro organismo los nutrientes y energía que necesita diariamente para mantener el equilibrio.

Sabemos perfectamente que la carencia de ciertos nutrientes incide negativamente en nuestra salud, así como lo contrario, los excesos están en la base de numerosos estados patológicos como la obesidad, las enfermedades cardiovasculares, la diabetes tipo II, etc. Pero lo que realmente empezamos a entrever, es el papel preventivo y curativo de muchos alimentos.

Todas las guías de salud están de acuerdo en lo que una alimentación saludable ha de contener, dieta alta en frutas y verduras, las frutas preferiblemente enteras que no en zumo, diversificación de las fuentes de proteínas comiendo menos proteínas de origen animal y más de origen vegetal, preferiblemente cereales enteros y no refinados, evitar grasas trans, evitar azúcares añadidos, reducir la sal, etc.

DIETARIO. LA CLAVE PARA UNA DIETA EQUILIBRADA Y BALANCEADA

La elaboración de un menú semanal es el primer paso para conseguir fácilmente una dieta equilibrada y balanceada. Su confección no nos va a suponer más de 30 minutos a la semana e incluso, podremos reciclar menús de semanas anteriores.

Lo que en un principio nos pueda parecer una engorrosa pérdida de nuestro tiempo y tengamos que luchar contra nuestra pereza, en realidad nos va a suponer todo lo contrario. No tendremos que pensar a diario en el menú y lo ello que conlleva, como repasar mentalmente a diario qué ingredientes tenemos y cuales, por el contrario, debemos comprar.

Un martes cualquiera.

Al salir de trabajar, recogemos un poco la casa. No mucho más tarde, abrimos el armario de la cocina en busca de algo para la merienda de nuestro niño. ¡Ostras! hoy le toca natación, corriendo preparamos la mochila. Cogemos el coche, aparcamos donde podemos. Recogemos al niño del colegio, le damos la merienda y corriendo, nos dirigimos al coche porque lo tenemos mal estacionado.

Lo llevamos a natación. No nos da tiempo a volver a casa o comprar así que, nos tomamos un pequeño descanso charlando con alguna mamá. Cuando termina la actividad, lo duchamos, secamos y lo ayudamos a vestir. El niño que está cansado, protesta. No quiere sentarse correctamente en el coche, se mueve, lo reñimos. Nos irrita.

Antes de llegar a casa, pasamos por el supermercado con el niño irritado y, mientras repasamos mentalmente lo que tenemos en la nevera, buscamos al niño por que se nos escapa por el supermercado. Conseguimos cogerle fuertemente de la mano y mientras llora seleccionamos los ingredientes necesarios para la cena medio improvisada.

> Al llegar a casa, como ya se ha duchado, hoy tenemos suerte!, no toca ducha. Le ponemos el pijama y le entretenemos un rato mientras hacemos la cena.

¡Qué necesidad de ir tan estresados! ¡Parece que improvisar e ir a comprar a diario nos apasione!. Pensémoslo, podemos utilizar nuestro tiempo para cosas mucho más interesantes para todos. Estableciendo el menú semanal ahorraremos muchas visitas al supermercado.

Además, la confección del menú semanal nos va a permitir idear menús más equilibrados y balanceados para toda la familia, ya que al disponer de un menú a varios días vista nos da la oportunidad de observar las posibles carencias en algún tipo de alimento o nutriente.

La compra es el segundo paso importante para una buena alimentación porque vamos a tener que ser como *"policías aduaneros"*, ya que nuestra alimentación dependerá de lo que entre en nuestra despensa.

No dejemos entrar en nuestra despensa alimentos poco saludables o por lo menos, moderemos su entrada. Para ello es importante elaborar una lista de la compra, si es posible elaborar un menú semanal y no ir a la compra con hambre.

De lo que tengamos en el frigorífico o en la despensa es de lo cogeremos si llegamos a casa cansados y con hambre. Si tenemos fruta troceada o hummus, cogeremos fruta troceada o hummus, si tenemos galletas con chocolate, ¡adivinad lo que escogeremos!

31. Cuidarnos a través de la actividad física

Según la OMS, practicar regularmente una actividad física de intensidad moderada mejora el tono muscular, la postura, el equilibrio, el rendimiento cardiorrespiratorio, la eliminación de toxinas y la salud de los huesos. Además, una actividad física regular reduce el riesgo de hipertensión, problemas cardíacos, accidente cerebrovascular, diabetes y cáncer de colon y de mama y, nos protege contra el declive cognitivo prematuro.

> Más allá de sus efectos favorables sobre la salud física propiamente dicha, practicar ejercicio con regularidad mejora nuestra calidad de vida porque:
>
> - El ejercicio disminuye la ansiedad y el estrés
> - Refuerza la confianza en uno mismo
> - Estimula la autoestima
> - Alimenta la alegría de vivir
> - Facilita el aprendizaje
> - Favorece el crecimiento personal,...

Planifiquemos nuestros períodos de actividad física y anotémoslos en la agenda. Aquello que no se agenda, es decir, aquello a lo que no le reservamos un espacio, un tiempo específico se tiende a posponer.

Es más, si es posible, es recomendable la realización de actividades en grupo para tener más motivación y obligarse a ir.

32. Cuidarnos a través de la gestión del estrés

> "Cuando camines, camina, cuando comas, come."
>
> Proverbio Zen

Hagámonos dos preguntas que llegados a este punto pueden ayudarnos: ¿Cómo nos sentimos con lo que nos sucede? y ¿Qué hacemos para cuidarnos?

> "Eres lo que haces, no lo que dices que vas a hacer"
>
> Carl G. Jung

El médico e investigador Hans Selye fue el primero en utilizar la palabra "estrés" para describir la respuesta fisiológica normal de nuestro cuerpo ante una situación potencialmente peligrosa o percibida como tal. El estrés es un mecanismo de adaptación que moviliza nuestros recursos para permitirnos afrontar el peligro o bien, emprender la huida con la mayor rapidez posible. Así pues, a primera vista el estrés se presenta como una reacción positiva y esencial para la supervivencia.

> Un ejemplo en el que podemos apreciar la utilidad del estrés, sería el caso en el que en la Sabana Africana unas gacelas descansan tranquilamente y aparece de repente un león hambriento. Las gacelas, velozmente inician la escapada.
>
> Una vez se el león desaparece, las gacelas vuelven al estado anterior de tranquilidad.
>
> El estrés ha ayudado a las gacelas a protagonizar una rápida huida. El corazón les bombea con mayor rapidez para que llegue más oxígeno a los músculos, los sentidos se agudizan, etc.

Cuando nuestro organismo se pone en tensión a causa del estrés, se producen una serie de reacciones biológicas en cadena. Generamos adrenalina que pone en alerta nuestros sentidos, el corazón bombea más rápido, la tensión arterial aumenta la respiración se acelera, la actividad digestiva se bloquea, etc.

Existe un tipo de estrés, el agudo o puntual que nos puede ser útil en determinadas situaciones. Este tipo de estrés aparece por ejemplo en momentos en los que carecemos de control de la situación, imprevisibilidad, novedad o amenaza, como el ejemplo anterior de las gacelas. Sea cual sea el factor que lo origine, se producen siempre las mismas reacciones biológicas. Este estrés es beneficioso ya que sirve de soporte para reaccionar ante los acontecimientos externos que suceden.

Pero puede ser que la situación de estrés no se resuelva o que nos veamos sometidos repetidas veces a diversos contextos de estrés agudo, es en estos casos que las reacciones biológicas no se detienen cuando se habla de estrés crónico. El organismo entonces, se mantiene en un estado de alerta permanente que gasta mucha energía inútilmente. Los desequilibrios que resultan de ello pueden derivar en múltiples patologías. Recordemos de nuevo el ejemplo anterior de las gacelas y que éstas, aún cuando el león no anduviera cerca, permanecieran continuamente en estado de alerta recordando el momento en el que el león las atacó o pensando en la posibilidad de que podrían ser atacadas en cualquier momento. Es lo que hacemos nosotros continuamente, poner a nuestro en estado de alerta por pensamientos y probabilidades.

El estrés crónico altera el funcionamiento normal de numerosos órganos y tejidos, órganos como el reproductivo, el corazón, el cerebro, el sistema digestivo, el sistema inmunológico, la piel, el cabello, etc. se ven afectados. De manera global, el estrés contribuye al envejecimiento prematuro del organismo.

Escuchemos a nuestro organismo, si existen temporadas en las que nos resfriamos continuamente, nos sentimos siempre fatigados, estamos más irritables (probablemente esto último nos lo confirmen los más allegados, nosotros no lo percibiremos) padecemos insomnio, se nos cae más el cabello, tenemos psoriasis, etc. posiblemente estemos padeciendo las consecuencias del estrés crónico.

No podemos evitar que nuestro hijo tenga malas temporadas, que esté más irritable, que no nos deje descansar algunas noches, pero podemos evitar que eso nos afecte más de lo necesario.

El estrés crónico puede producir diversos síntomas tanto físicos como psíquicos.

Síntomas físicos:

- Tensiones y problemas musculares
- Trastornos del sueño
- Problemas de apetito
- Dolor de cabeza
- Fatiga

Síntomas psíquicos:

- Cambios de estado de humor
- Agitación e inquietud, irritación
- Falta de energía
- Ansiedad
- Descenso de la libido
- Melancolía
- Problemas de concentración, pérdida *de memoria*

Síntomas de comportamiento:

- Desorganización
- Percepción negativa de la realidad
- Tendencia a aislarse, evitación de situaciones difíciles
- Abuso de televisión, mayor consumo de tabaco, cafeína, alcohol, azúcar, ...

ESTRATEGIA. NO MAGNIFICAR

No debemos de magnificar la situación y hacerla catastrofista, por ejemplo, pensando que nuestro hijo nunca va a dormir bien, nunca nos va a dejar descansar, que siempre va estar irritable. No somos adivinos, y como se ha explicado anteriormente, no debemos poner el foco únicamente en lo negativo, eso sólo nos generará más tensión interna y nos generará más estrés innecesario.

ESTRATEGIA. LIBERARNOS DEL RUIDO MENTAL

Existen personas que meditan, otras practican deporte, yo por ejemplo no sé meditar y lo que me sirve para encontrar mis momentos es dar largos paseos por zonas verdes con mi mascota. Lo importante es encontrar un momento agradable con uno mismo.

Se trata de tener instantes durante el día, exclusivamente para nosotros. ¿Cuánto tiempo real pasamos a diario con nosotros mismos? y no estamos hablando de comer, dormir o ver la televisión.

Debemos tomarnos instantes para nosotros. Tenemos las agendas llenas y en cambio no tenemos momentos para estar a solas.

Pasar momentos sin hablar, sin pensar, observando nuestros pensamientos frente a lo que nos ocurre, nos será de utilidad para objetivar un poco nuestro enfoque de la realidad y acerca de los acontecimientos. Conseguiremos con el tiempo una mayor claridad mental.

ESTRATEGIA. QUERERSE MÁS

Si necesitamos descansar, busquemos ayuda en familiares, en descansos o *"respirs"* familiares, etc. Si necesitamos tiempo para nosotros para hacer ejercicio, para practicar una afición, busquémoslo, establecerlo en la agenda, encontraremos tiempo con una mejor gestión de éste.

Sobre todo, procuremos leer sobre crecimiento personal, estaréis pensando que no tenemos tiempo de descansar como vamos a tener tiempo para leer. Tener lecturas que nos ayuden a identificar nuestras emociones, pensamientos, que nos ayuden a identificar qué situaciones nos sitúan al límite y como afrontarlas, a la larga es la técnica que más nos ayudará a nosotros y a aquellos que nos rodean.

Acepta que no todo tiene que ser perfecto. No debemos tener la casa perfectamente ordenada aunque el minimalismo, en este aspecto, nos será de gran ayuda ya que el orden se restablece con mayor facilidad. No debemos tampoco querer ser los mejores a la hora de practicar ejercicio o de llevar a cabo una afición.

Nos ha sucedido en más de una ocasión el preparar un día perfecto donde pensamos que todos nos lo pasaremos genial, y nuestro hijo se aburre y se pone irritable, nosotros intentamos sobrellevarlo y no ponemos nerviosos, nuestro otro hijo no para de quejarse, pues sí, ha sido un mal día, ¿y qué? mañana será mejor, y habremos aprendido qué no hemos de volver a hacer.

Herramientas para la gestión del estrés:

- Rodeémonos más y mejor de personas positivas y que nos diviertan.
- Busquemos aficiones. Dedicar tiempo a una afición agradable no hará que desaparezcan nuestras fuentes de estrés pero aumentarán nuestra capacidad de afrontar de forma más positiva las situaciones desfavorables o recuperarnos o con más facilidad de ellas (lo que llamamos resiliencia).
- Hagamos yoga, Tai Chi, meditación
- Hagamos ejercicio físico
- Incrementemos las relaciones sociales

ESTRATEGIA. DESCONECTAR EL PILOTO AUTOMÁTICO

Tengamos momentos en los que desconectemos de nuestro piloto automático, al conducir, al cocinar, al lavarnos los dientes, nos pasamos el día automatizados, nuestro inconsciente nos domina y vive por nosotros. Tomemos consciencia de lo qué hacemos y de cuándo lo hacemos. A menudo no recordamos dónde hemos dejado las llaves, dónde hemos aparcado, etc. porque estamos, mientras lo hacemos, "*divagando mentalmente*", no nos encontramos en el presente, y nuestro organismo entonces, toma el control y enciende el "*piloto automático*". Y hagamos lo mismo con nuestros hijos, no les dejemos vivir desconectados, ayudémosles a reconectar.

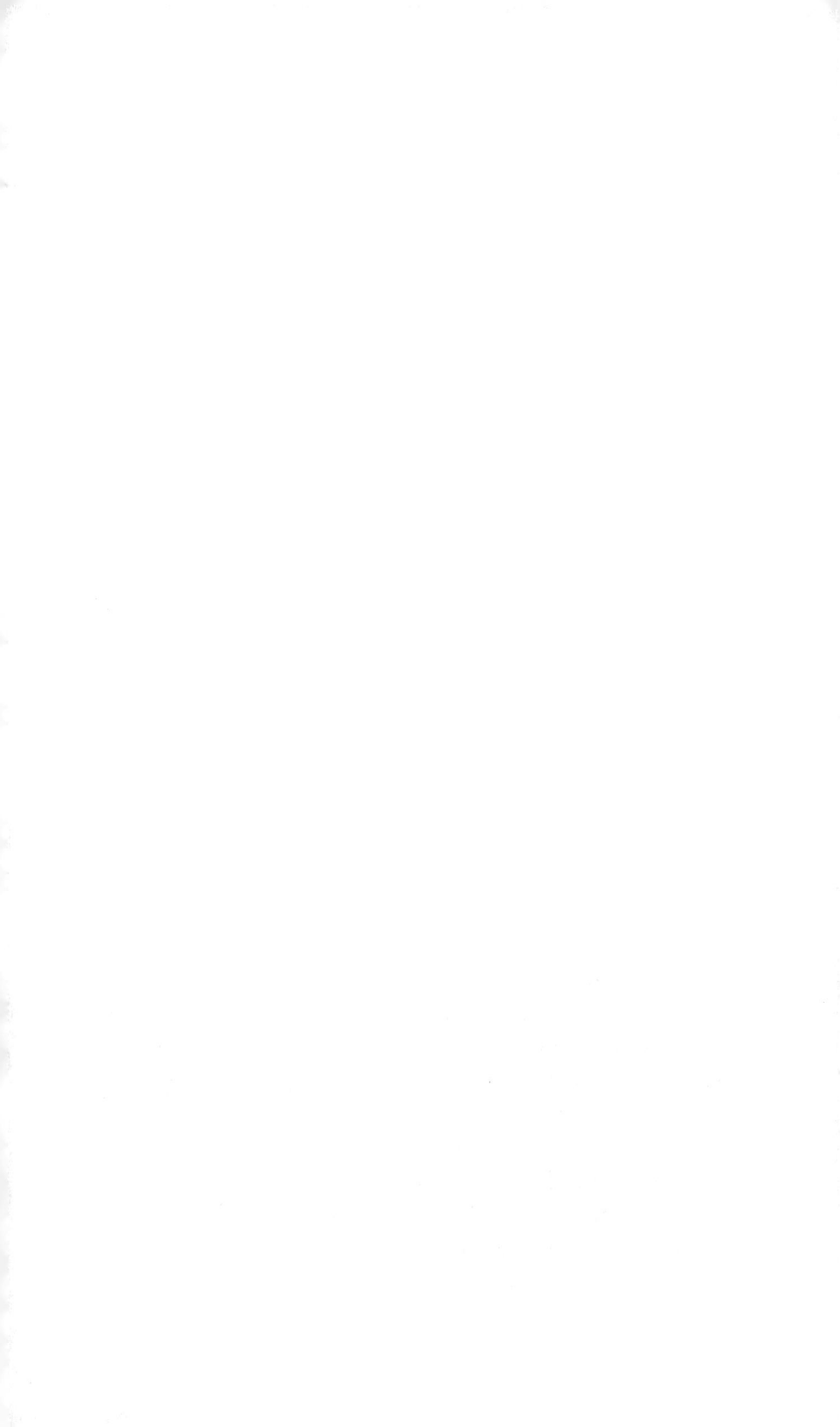

"Debemos convertirnos en el cambio que buscamos en el mundo."

M. Gandhi

¡Gracias!

www.ingramcontent.com/pod-product-compliance
Lightning Source LLC
Chambersburg PA
CBHW020426220526
45464CB00002B/581